Beiträge

zur

Waisenhaus-Frage.

Die Principien der Waisen-Erziehung und die Organisation neuer Waisenpflege-Anstalten.

Nebst einem Anhang:

Die Communal-Waisenpflege in Berlin.

Von

Dr. Leopold Besser.

Springer-Verlag Berlin Heidelberg GmbH 1863

ISBN 978-3-662-39178-5
DOI 10.1007/978-3-662-40173-6

ISBN 978-3-662-40173-6 (eBook)

Inhalts-Verzeichniß.

Anhang.

Noten.

Vorwort.

„Es kommt uns darauf an, unter Vätern und Müttern ein anderes,
„breiteres Wissen über Natur und Wesen unserer Kinderwelt anzu=
„bahnen und solchen Eltern Belehrung zu bieten, die es für eine
„Hauptaufgabe der Ehe halten, für die Gesundheit ihrer Kinder alle
„Mittel einzusetzen.“ Mit diesen Worten führte ich vor nun mehr
als 5 Jahren meinen Versuch bei der deutschen Leserwelt ein, einer
gesundheitgemäßen Lebensordnung für die Kinderwelt dadurch die Wege
ebnen und bereiten zu helfen, daß ich die Bedingungen des Werdens
und Wachsens unserer Kinder zu schildern und über sie die auf den
Thatsachen der medicinischen Wissenschaften beruhenden Anschauungen
zu verbreiten suchte. Ich bin seitdem nicht in der Lage gewesen, in
einen weiteren literarischen Verkehr mit der unsichtbaren Gemeinde zu
treten, die jeder Schriftsteller, der eine aus weiten, der andere aus
engen Kreisen um sich sammelt. In ihr werden ihm so recht eigent=
lich die Herbergen und Zufluchtsstätten und heimathlichen Herde zu
Theil, in die seine Gedanken einziehen und wo ihnen hier eine innigere
und herzlichere, dort eine vorübergehendere und kältere Gastfreund=
schaft wird. Es sei mir gestattet, hier mit einem herzlichen Gruß
des Dankes jener Reihe von Zuschriften und Briefen zu gedenken, die
mir zum größeren Theil aus dem Südwesten Deutschlands zugegangen
sind und die ich noch unbeantwortet gelassen. Ich bitte, in der Arbeit,
die ich hiermit der Oeffentlichkeit übergebe, eine Antwort auf die
Wünsche und Aufforderungen erstatten zu dürfen, die mich die betre=

tene Bahn weiter gehen hießen. Auch hier rede ich für's Wohl unserer Kinderwelt und zwar für das der Aermsten unter den Armen, wie die der Heimath und der Familie beraubte Jugend der Verlassenen und Waisen mit Recht genannt wird. „In die Kinderwelt gehört die „Hygieine und in eine Waisenerziehungsanstalt ganz besonders! Ge= „rade in der Kinderwelt erhebt sich der Tempel der Hygiea in all' „seiner Schönheit, weil die Beschädigungen an der Gesundheit noch „verhältnißmäßig selten den Charakter der Unheilbarkeit tragen", so schreibe ich unten über den Antheil, den die ärztliche Hand an der Gestaltung der Waisenpflege zu fordern hat.

Wir sehen zwar um uns herum das alte Leid der Waisen schwin= den und den Ruf verstummen: „die armen Kinder!" Kaum eine der größeren Städte Deutschlands ist, die in den letzten Jahrzehnten ihre Waisenpflege nicht bereits reformirt hätte oder zu reformiren im Be= griff stünde.

Mit Freuden würden wir das Unsere dazu beitragen, die Grün= dung eines deutschen Centralorgans zu unterstützen, das seine Spalten lediglich und allein den öffentlichen und privaten Maaßnahmen öffnete, die der Fürsorge für verlassene und verwaiste Kinder gelten. Es hat der Theil der Armenpflege, der sich mit der Armuth der Kinder be= schäftigt, darin sein Specifisches, daß es sich bei der zu leistenden Hilfe nicht blos um Palliative und Corrective, sondern um wirkliche radicale Heilungen handelt. Kein Mensch kann sagen, „aus dem Kinde kann nichts mehr werden," weil die Receptivität des kindlichen Alters eine so große, ihre Entwickelungsfähigkeit eine so elastische, weil ferner der Umfang der erzieherischen Mittel ein so weiter und ein die Natur des Kindes so durch und durch erfassender ist. Das Feld für das Unternehmen könnte mit keinem ähnlichen an rein humaner, wie socialer Bedeutung verglichen werden. Wie die moderne Medicin auf das Verhüten der Krankheitsbedingungen, somit auf die Ursachen= lehre den Schwerpunkt ihrer Erkenntniß legt, so ist offenbar, wie die gesellschaftlichen Nothstände nicht mit Heilmitteln zu beseitigen sind, wenn die Krankheiten des Diebstahls, der Arbeitsscheu, der Prostitution, der Arbeitsuntüchtigkeit, der sittlichen Rohheit, die auf dem Boden der Ignorenz so ganz entsetzliche Gestaltungen annimmt, ganz und gar fertig ausgebildet sind, sondern wie der einzige Weg zu einer wirklich heilenden Behandlung allein in einem Abstellen der Ursachen zu finden ift. Daß Leidenschaften aber ihre psychologische Anlage nicht im Mannesalter oder erst in der reiferen Jugend erhalten, daß Liederlichkeit und Trägheit nicht erst Producte der späteren Lebensjahre, sondern daß alle diese Erscheinungen meist Erziehungsfehler sind, das ist keine Sache, über die noch zu streiten ist.

Was kann also wichtiger für eine rechte Fruchtbarkeit aller der Bestrebungen sein, die sich auf die öffentliche Erziehung der verarmten Jugend beziehen, als die Gründung eines Centralorgans, das zunächst aus ganz Deutschland Alles sammelte, was an öffentlicher und privater Fürsorge für die Pflege, Erziehung, Besserung 2c. der verlassenen, ausgesetzten, verwaisten, kurz verarmten Kinder geschieht! Sollte nicht in Leipzig, der durch ihren Buchhandel zu einem geistigen Mittelpunkt Deutschlands gewordenen Stadt, die rechte Hand für solch' ein Unternehmen zu finden sein! Möchte doch diese Idee keine verlorene sein!

Gerade in einer solchen Zeit aller Orten bereiter Hilfe aber, in einer Zeit, wo auf Jahrzehnte, vielleicht Menschenalter hinaus neue Ordnungen und Gestaltungen gesucht und geschaffen werden, gerade da ist die Klarheit des Zieles und ein nach allen Seiten hin möglichst freier Blick noth und nütze. Bisher hat Lehramt und Kirche in Deutschland die Waisenpflege nicht blos für ihre Domäne erklärt, sondern dieselbe auch ziemlich ausnahmslos besetzt gehalten. Daß das bei der nicht freien, sondern ganz entschieden gebundenen Stellung, die die Kirche als staatliche Institution in Preußen einnimmt, hier auch vornehmlich gilt, braucht nicht erwähnt zu werden.

Ich habe es nicht verschwiegen, wie ich das Heiligste, das menschliche Empfindung kennt, die tief innerlichste, religiös-sittliche Empfindung, nun und nimmermehr für ein Produkt von Lehre und Unterricht zu halten, nie für eine Sache zu erklären vermag, die unsere Jugend erlernen kann. Die Religion ist ein Produkt der gesammten Lebensanschauung eines erwachsenen, denkenden Menschen. Ohne Wahrheit, Gehorsam, Fleiß, Pietät darf kein Kind aufwachsen oder sollte es nicht aufwachsen dürfen. Man hüte sich aber, das für mehr als das Fundament des Hauses zu halten. Wie aber kein Fundament zu einer Wohnung dienen kann, so können jene sittlichen Grundlagen, die im Kinde Angewöhnung sind (denn auch das Schlechte und Unsittliche wird unserer Jugend unter gewissen äußeren Verhältnissen angewöhnt und zu eigen), nicht bereits die Wohnung menschlicher Religiosität genannt werden. Welche ganz colossale Verwirrung die Gegenwart auf diesem Gebiete noch anstiftet, läßt sich gar nicht übersehen.

Man glaubt, in der Jugend das fertige Haus bauen zu können, und ich fürchte, man baut Kartenhäuser. Meine schwache Stimme hat oft genug gewarnt. Auch hier und für eine gedeihliche Entwickelung der Waisenpflege warne ich vor jener Pädagogik, mit der die Kirche zugleich einzieht!

Für den guten Willen meines Buches habe ich keine Bitte auszusprechen. An Vollendung der Form hat jeder bis an's Ende seiner Zeit zu arbeiten.

Berlin, im Januar 1863.

Der Verfasser.

I.

Welchen Ausgangspunkt haben die öffentlichen Maaß= regeln zur Fürsorge für die Waisen zu nehmen?

Die Progression, in der die öffentliche Meinung, wie mit deutlich vernehmbarem Schritt und mit sichtlichem Erfolg ihre Macht ent= faltet, ruht auf einer allmählichen Sichtung und einem langsamen Reiferwerden der Anschauungen der Einzelnen. Ohne eine Vertiefung des Urtheils der öffentlichen Meinung wäre eine Zunahme ihrer Macht unerklärlich. Wir wissen zwar recht wohl, wie seicht, wie ober= flächlich diese Vertiefung noch ist im Vergleich zu dem Maaß und Ernst einer Ueberzeugung, die auf dem freien eigenen Studium in dem betreffenden Fach ruht und wie diese eigene Ueberzeugung so oft noch berechtigt ist, der öffentlichen Meinung entgegenzutreten. Im großen Ganzen ist es aber kein Scherz, daß sie zu einer Groß= macht geworden ist, sondern eine nicht mehr wegzustreitende Thatsache. Es ist nicht zu leugnen, die öffentliche Meinung ist in ihrem Gefühl für das Rechte und Gute nicht zurück, sondern vorwärts gegangen und so schwankend, so bestechlich, so feil und elend sie oft noch erscheinen mag, wir können uns der erfreulichen Thatsache nicht verschließen, daß sie mindestens empfänglicher geworden ist für das wahrhaft Mensch= liche. Die Achtung vor dem Einzelnen, die Anerkennung individueller Berechtigung, die so lange als eine Forderung angeborener Rechte proklamirt wurde, als sie thatsächlich nach einer großen Summe von Individuen vorenthalten ward, ist ein stillschweigender Glaubensartikel der öffentlichen Meinung geworden. In der europäischen Kultur ist es unmöglich, Maaßnahmen und Institutionen Gestaltung zu geben, die diese Grundlage alles menschlich=sittlichen Verkehrs vermissen lassen. Es ist unerläßlich geworden bei der Behandlung menschlicher Dinge, daß wir, es rund heraus zu sagen, die physiologische Methode anzuwenden. Das heißt, wir können die Handlungen der Menschen nicht mehr allein nach ihrem nationalökonomischen Werth oder ihrer sittlichen Bedeutung oder ihrer bürgerlichen Brauchbarkeit oder ihrer rechtlichen Qualität **allein** mehr abschätzen, sondern wir müssen dem Dasein des Individuums als solchem Rechnung tragen, müssen Alles in Allem erwägen, wie es als solches dazu kam, gut oder böse, klug oder unklug, ehrlich oder unehrlich zu handeln.

Unsere öffentliche Meinung, mag sie in der Gesammtheit oft auch noch so unklare Stützen haben: sie verträgt in den Kreisen der Familie, der Gemeinden wie in dem öffentlichen politischen Leben Sitten, Gebräuche und Gesetze nicht mehr, die ein solches Eingehen, ein Analysiren **der** Verhältnisse vermissen lassen, unter denen der Einzelne und der einzelne Stand sich entwickelt, d. h. seine individuelle Existenz erlangt hat. Und um dieses ihres Fortschritts willen sollen wir die öffentliche Meinung unserer Tage, so oft sie auch noch in der alten Stickluft der Heimlichkeit und Standesabgeschiedenheit Verwirrung und Elend anrichtet, da sie ausschließlich freies Feld und helles Licht braucht, mit Freuden begrüßen! Wir sollen klare, eigene persönliche Ueberzeugung nicht opfern und unterwerfen, immer aber jene der Belehrung durch diese werth halten.

Jeder Blick auf unsere öffentlichen Zustände sollte, meine ich, deutlich genug auch dem starrsten Rechtsstandpunkt klar machen, daß in der That ohne eine Beachtung der öffentlichen Meinung nicht mehr auszukommen und zu regieren ist. Der Gesetzgeber, wie Jeder, der irgend eine Ordnung im kleineren oder größeren Kreise schaffen will, muß nicht an abstrakte Prinzipien sich anlehnen, sondern an das Beste dessen anknüpfen, was eben auf dem gegebenen Felde sich darbietet.

Das menschliche Leben, das nur ein Theil des kosmischen ist, kennt keinerlei Starrheit und Unbeweglichkeit. Es ist dasselbe im Gegentheil ein unaufhörliches Werden, eine ewige Neugestaltung.

Und dies Leben läßt sich nur von Dem ordnen, leiten, regieren, der es zu erkennen, zu begreifen, der es zu analysiren vermag. Das ist der rechte Gesetzgeber, der nicht den Paragraphen des Gesetzes als höchste Macht betrachtet, sondern der die Entstehung und Bedeutung dieses Paragraphen kennt.

„Die zunehmende Fülle der Beobachtungen ruft unwiederbringlich Veränderungen in den Meinungen hervor."

Diesen meinen Standpunkt zu der Frage von der öffentlichen Meinung glaubte ich aber als Bekenntniß der Behandlung einer Frage vorausschicken zu müssen, die just in demselben Grade der öffentlichen Meinung anheimgegeben ist, als sie sich einer bloß streng gesetzlichen Behandlung entzieht. Wir werden auf die gesetzliche Basis der Waisenpflege alsbald kommen.

Dieses ganz besonders innige und für alle Maßnahmen seitens jeder Waisenverwaltung äußerst empfindliche Verhältniß aber, das die öffentliche Meinung einnimmt, ist so natürlich, daß es kaum nöthig erscheint, die Ursachen davon näher zu erörtern. Es giebt eben einen Punkt im menschlichen Herzen, der auch im rohesten Gemüth kaum versiecht: es ist dies das Gefühl für die Noth Anderer. Ist's nun schon schwer, Andere in Armuth und Entblößung zu sehen, wie viel trauriger ist's nicht noch, dieser Armen arme Kinder verwaisen oder verlassen zu sehen. Die Bande, die uns an unsere Kinder fesseln, sind durch kein Gesetz zu bezeichnen, mit keinem Rechtsverhältniß hinreichend erschöpft. Unsere Kinder sind eben Fleisch von unserem Fleisch und Bein von unserem Bein und was ihnen ist, ist uns. Dem Menschen meist unbewußt, wächst ihm in seinem Kinde in reinster, unberührter, vollendeter Form das wieder vor seinen Augen empor, weshalb er schließlich im Leben denkt und sorgt und schafft und arbeitet: das Menschliche. Was Alles unsere Sänger gesungen haben von Glück und Friede, von Lust und Freude, von Freiheit und Recht, was Alles unsere Staatsmänner und Patrioten erstrebt haben mit hohem Sinne und hehrem Schaffen: für ein Besserwerden unseres Volkes, für den sittlichen Fortschritt der Menschheit ist's Alles geschehen. Und was wir Alle, jeder in seinem Kreis so recht zu seiner Freude und seinem Hochgenuß, thuen, wir thuen es im bewußten und unbewußten Hinblick auf das Wohl und Wehe unseres Geschlechts. Und dies repräsentiren uns in herrlichster, reinster Form unsere Kinder. In ihnen ist ausgeprägt und vergegenwärtigt das Maaß alles dessen, wofür wir leben, weben und sind. Da ist wohl dem menschlichen Gemüth eine weite Berechtigung nicht zu versagen, und wir haben uns nicht zu wundern, wenn unklaren, leidenschaftlichen und kleinen Naturen auf diesem Gebiet das Herz mit dem Kopfe mal durchgeht und sie in den Fanatismus der Empfindung gerathen.

Aber dies Verhältniß ist's eben auch, das die Waisenpflege so wesentlich der Legislatur entrückt, das es bewirkt, daß die gesetzliche Verpflichtung zur Waisenpflege und die Art, wie die Waisenpflege executirt wird, absolut in gar keinem Verhältniß zu einander stehen. Ich kann in diesem ersten Theil meiner Arbeit, der dem Aufsuchen der Principien bei der öffentlichen Waisenfürsorge gilt, deshalb auch den ersten Punkt:

„A. Sind die öffentlichen Maaßregeln zur Fürsorge für Waisen nach den landesgesetzlichen Bestimmungen zu treffen?"

kurz erledigen, da er kaum irgendwo der maaßgebende mehr weder bei den staatlichen noch kommunalen Behörden ist.

Die einschlagenden Gesetze sind Novellen zu den §§. 9—31 des 19. Titels des II. Theiles des Allgemeinen Landrechts, und zwar 1) des Gesetzes vom 31. Dezember 1842 über die Verpflichtung zur Armenpflege. Nachdem dort die Verpflichtungen der Orts-Armen-Verbände, die von den Gemeinden oder den Gutsherrschaften gebildet werden, und der Land-Armenverbände normirt sind, kommen in §§. 17 bis 23 die Bestimmungen über die Verpflichtungen zur Pflege verlassener Vaterloser, verlassener Mutterloser oder Waisen vor.

§. 33 dieses Gesetzes bestimmt ferner bezüglich des Verfahrens bei Streitigkeiten über die Armenpflege: „Einen Anspruch auf Verpflegung kann der Arme gegen einen Armenverband niemals im Rechtswege, sondern nur bei der Verwaltungsbehörde geltend machen, in deren Pflicht es liegt, keine Ansprüche zuzulassen, welche über das Nothdürftige hinausgehen."

Ferner gehört zu dieser Materie das Gesetz vom 31. Dezember 1842: Ueber die Aufnahme neu anziehender Personen, das sogenannte Anzugsgesetz und drittens das für die beiden vorstehenden Gesetze erlassene Ergänzungsgesetz vom 21. Mai 1855.

Im Jahre 1842 war bestimmt worden, daß die Verpflichtung zur Armen-Fürsorge den Armen-Verbänden lediglich durch eine Wohnsitz-Erwerbung entstehe, das ergänzende Gesetz reducirte das Recht solcher neu Domicilirten dahin, daß der erworbene Wohnsitz durch 1 Jahr lang fortgesetzt sein mußte, ehe dieselben Anspruch auf Armen-Verpflegung erheben konnten.

Die Ansprüche eines Armen dürfen also nicht über das „Noth-bürftige" hinausgehen.

Wenn das Gesetz bei dieser sicher höchst weisen Beschränkung des Anspruchs auch nicht speciell die Pflege verlassener Kinder im Auge gehabt hat, so ist doch offenbar, daß keine Gemeinde vom Gesetz erreicht werden kann, wenn sie sich bei den Verpflegungen ihrer Verlassenen und Waisen darauf beschränkte, ihnen das zum Leben Nothbürftige zu gewähren. Nun ich brauche nicht weiter auszuführen, was es heißt, einem Kinde das zu gewähren, was es zu seines Leibes Nothdurft braucht, um an die Kluft zu erinnern, die dazwischen und zwischen der Art der Waisenpflege liegt, die den Verlassenen und Waisen gewährt wird.

Da hatte ich wohl ein Recht, oben zu sagen, daß der gesetzliche Boden bei der Waisen-Fürsorge wohl kaum irgendwo, weder bei den staatlichen noch den communalen Behörden der maaßgebende sei. Die öffentliche Meinung, hier ruhend und fußend, wie ich oben andeutete, auf dem tiefinnerlichen Verhältniß zwischen der Welt der Erwachsenen und der der Kinder, ist weit, weit über diese gesetzliche Anforderung an die Waisenpflege hinausgegangen und fordert laut das Walten einer Humanität, die in das Gesetz selbst zu übertragen, nur zum höchsten Unglück unserer Armen-Verhältnisse führen würde. Politik, Volkswirthschaft, Humanität und die Armenpraxis selbst, sie verwerfen immer lauter die leidige Subvention und das gefährliche Wohlthun. Das Gebiet der Selbsthilfe ist's, das die Gegenwart auszubauen und zum Wohl der Völker zu entwickeln sich anschickt. Hier wird die rechte Liebe ihre Triumphe feiern.. Schon um dieser großen culturhistorischen Wandlung willen, die neben dem Gebiet der Armenpflege sich nicht bloß in Deutschland, sondern in allen Ländern moderner Cultur vollzieht, ist für unser Thema das Gesetz nicht der Factor, mit dem zu rechnen sein wird.

Weit über seine Grenze hinaus ist bereits die öffentliche Waisenpflege gegangen, sehr oft schon hören wir Stimmen warnen, nicht vor einem „zu wenig," sondern einem „zu viel" bei der öffentlichen Für=sorge für die Verlassenen und Waisen.

Es thut bei dem offenbar zu Tage tretenden Chaos, in dem sich die Meinungen noch über diesen Punkt befinden, Noth, einen festen Boden zu finden, einen Boden, der wenigstens im Princip maaß=gebend bei der Ausführung der Waisenpflege ist.

Ich wende mich deßhalb zu der 2. Folge.

B. Lassen die öffentlichen Maaßregeln zur Fürsorge für die Waisen sich auf die Verhältnisse, aus denen die Verlassenen und Waisen übernommen werden oder auf die begründen, in die sie ihrer Herkunft nach wahr=scheinlich eingetreten sein würden, wären sie nicht verwaist?

Soll und kann mit anderen Worten die Waisenpflege den armen Kindern zunächst und vor Allem das Leben wieder zu ersetzen suchen, was sie verloren haben?

Darauf läßt sich nur mit einem „Nein" antworten. Die Ver=hältnisse, in denen die Kinder lebten, sind zu verschiedene. Sie können nun und nimmer zu einem Motiv für die Wahl der Methode in der Waisenpflege werden. Nicht wie viel oder wie wenig sie verloren, darf die Behörde bei der Feststellung der Waisenerziehungs=Principien leiten. Die Behörde hat ein ver=lassenes oder verwaistes Kind als **ihr** Kind von dem Augenblick an zu betrachten, von dem an ihr die Sorge von dessen Erhaltung zufällt. Alle Waisenverwaltung würde ein Ende haben, wenn der Grund=satz gelten sollte, es sei den Waisen annähernd das wieder zu ge=währen, was sie verloren hätten. Es würde aus einem solchen Grundsatz folgen, daß fast so viel verschiedene Erziehungswege ein=geschlagen werden müßten, als Kinder der Waisenpflege anheimfallen. Irgend ein Princip für die Erziehungs=Methode der Waisen den Verhältnissen zu entnehmen, aus denen die Waisen kommen, müssen wir somit für durchaus unstatthaft und unausführbar erklären.

Werfen wir doch nur einmal einen Blick auf die Verhältnisse, wie sie thatsächlich vorliegen.

Ein 6jähriges Kind z. B., dessen Eltern rasch nach einander von der Schwindsucht weggerafft worden, dessen Mutter ihm die erste Nahrung gab und deren Liebe bis zum letzten Athemzug dasselbe mit all' der verständigen, sorgenden Hingabe pflegte, die recht wohl auch ab und zu in den Kreisen sich findet, wo lediglich die tägliche, persönliche Erwerbsfähigkeit der Eltern die Existenz der Familie möglich macht: nun, darüber ist Niemand in Zweifel, einem solchen Kinde ist der Verlust seiner Mutter, seiner Familie nun und nimmer zu ersetzen. Wer den oft nach Jahr und Tag noch in bitteren Thränen ausbrechenden Kummer eines Waisenkindes um die gestorbenen Eltern im vertrauten persönlichen Verkehr mit dem Kinde empfunden hat, der sieht ein, daß solche auch im Leben unseres Volkes gedeihende Liebe nicht zu ersetzen ist.

Und wieder ein anderes Kind, das am Abend seiner Strafe entgegengeht, wenn es vom Bettel nicht die verlangten 6 oder 8 Dreier heimbringt; oder das Kind, das der äußersten körperlichen und geistigen Verwahrlosung von Seite seiner Eltern anheimgegeben ist, oder das Mädchen, das einen schauerlichen Tribut der kupplerischen Mutter mit dem Schacher seines Leibes heimzuzahlen hat: können, fragen wir, solche Kinder Etwas verlieren, wenn das, was da noch Familie heißt, in die letzten Trümmer geht? Ist das Leben eines solchen Kindes mit dem gäuzlichen Zerfallen des Wracks, das es seine Familie, seine Heimath nannte, nicht schon gerettet, denn ist nicht jede nur halbwegs geordnete Waisenhauspflege alten Stils solchem Kinde schon eine hohe Wohlthat? Ist es Angesichts dieser, unmittelbar dem Leben entnommenen Verhältnisse möglich, das Princip für die Waisenpflege aus den Verhältnissen zu gewinnen, denen die Waisen und Verlassenen angehörten?

Wir können nicht annehmen, daß Jemand das verlangen wird. Den Verhältnissen entsprechend, die die Verlassenen und Waisen hinter sich haben, sie zu erziehen, diese Unmöglichkeit wird nach dieser kurzen Schilderung wohl einleuchten.

Es ist aber eine oft gehörte Forderung der Leute, die sich mit einem besonderen Wohlgefallen „practische Männer" nennen und sich damit ein sachlich weit reiferes Urtheil beigelegt glauben, als die, die ihrer Meinung nach darüber „zu viel" nachdenken, daß die Waisen so erzogen werden müßten, als es die Verhältniffe und Situationen erheischen, in die sie vorausssichtlich einmal einzutreten haben würden.

Nun, das klingt so sach= und naturgemäß, daß es wohl der Mühe lohnt, auch diese Forderung mal auf ihre Brauchbarkeit hin zu prüfen.

Diese practischen Leute sagen: „Die Kinder, die wir zu erhalten und zu erziehen haben, nachdem sie durch irgend eine Abkömmlichkeit (Tod, Verbrechen, heimliche Entweichung, Krankheit 2c.) ihrer Eltern und Angehörigen der Communalpflege anheimgefallen, entstammen meist dem Stande der Dienstboten, Handwerker, Tagarbeiter 2c., und für diese Berufsklassen haben wir die Verlassenen und Waisen wie= der vorzubereiten und zu erziehen. Es sind diese Kinder in den An= schauungen, dem Gedankenkreis, der Sitte und den Gewohnheiten, ja sie sind in den Anstrengungen und Entbehrungen zu erziehen, die sie bei ihrer Rückkehr in jene Kreise wieder treffen." Ein Theil dieser practischen Leute hält nun dazu die sogenannte Kostpflege=Familie für geeignet, andere meinen, das eben bezeichnete Ziel sei durch eine Anstalts=Erziehung sicherer zu erreichen. Man habe im letzteren Fall „die Sache mehr in seiner Hand!" Nun wir wollen zunächst mal sehen, ob dies Raisonnement auf richtigen Thatsachen beruht? Leider können wir die Antwort nicht bloß in ein paar statistischen Zahlen aussprechen, was den raschesten und sichersten Beweis für oder wider ergeben würde. Eine irgend zuverlässige und brauchbare Statistik über die Lebensstellung der Angehörigen, aus deren Händen unmittel= bar die Verlassenen und Waisen in die Communalpflege übertreten, giebt es meines Wissens nach nicht.

Ich halte diesen Umstand sehr des Bedauerns werth, da ich überzeugt bin, es könnten auf die da gefundenen Thatsachen hin allein schon sich die rechten Maaßregeln ergeben, um den individuellen Ver= hältnissen, die jedes Waisenhaus aufweist, gerecht zu werden.

Bei dem Mangel solcher statistischer Unterlage muß ich auf die unmittelbare Erfahrung hinweisen. In meiner dreijährigen Dienst= zeit am Berliner Waisenhause habe ich ca. 500 Kinder ärztlich auf= zunehmen gehabt und nie versäumt, mich nach dem Verhältniß der Eltern genau zu erkundigen. Ich that das, da es mir ärztlich wich= tig war, neben dem Gesundheitszustande auch über Berufsart und Lebensverhältnisse der Eltern der in die Anstalt recipirten Kinder möglichst Genaues zu erfahren. Da ergab es sich, daß jene Kinder keineswegs blos dem Stande der Dienstboten, Tagearbeiter, der kleinen Handwerker 2c. angehörten. Rasche Fallissements, plötzliche Todesfälle, sogenannte reiche Erben und die ganz turbulente Verschwendung, mit der diese oft die größten Summen vergeuden, führen Kinder auch früher „reicher Leute" oft genug dem Waisenhause zu. Es war ein Knabe da, der vor wenigen Jahren noch seine eigenen Pferde und seinen eigenen Bedienten von dem Sausewind, seinem Vater, erhalten hatte. Es wurden gar nicht selten der Anstalt Kinder übergeben, deren Väter noch vor sehr kurzer Zeit ein blühendes, reichen Gewinn abwerfendes Geschäft gehabt hatten und in wenigen Jahren gänzlich verarmt waren.

Laut eines am 1. October 1861 verificirten Protocolls einer Sitzung des Wiener Gemeinderaths äußerte sich der Gemeinderath Porubsky in der Debatte über die Vorlagen der Waisenpflege-Reform:

„Aber selbst dem Reichen gegenüber sind diese Anstalten (Waisen-
„häuser) nicht ohne Bedeutung; der Glückswechsel in der Residenz
„ist ein großer, — die letzten Jahre haben es gezeigt, daß so manche
„begüterte Familie durch einen plötzlichen Schicksalsschlag in Armuth
„versunken ist. Die Waisen unserer Mitbürger haben ein Recht auf
„Liebe und Barmherzigkeit, sie haben ein Recht auf humane Erziehung;
„wer sich ihrer annimmt, ist ein Wohlthäter der Menschheit."

Es ist — und wir glauben mit Recht — ein großer Vorwurf, den man dem Findelhaus macht, daß es so unmittelbar die Gelegenheit darbietet, eheliche Kinder in den Kreis der unehelichen zu stoßen.

Ein gleiches Unrecht ist es, Kinder, die durch ein ihre Angehörigen betreffendes Unglück in das Waisenhaus aufgenommen werden, deshalb nun auch bloß jener Erziehung theilhaft werden zu lassen, die angeblich den anderen Waisen gebührt, deren Angehörige zu den ärmsten Ständen zählten. Soll in dem Gesichtspunkt, die Waisenkinder seien für die Kreise zu erziehen, aus denen sie der Mehrzahl nach herkämen, Gerechtigkeit sein, nun so muß auch dem einzelnen Kinde, das aus ganz anderen als den gewöhnlichen Kreisen in die Armenpflege tritt, nach seiner Geburt und seiner Herkunft eine Erziehung dargeboten werden. Daß das nicht ausführbar, leuchtet aber auf den ersten Blick ein, und so fällt das Prinzip, das auf das Herkommen der Kinder deren Erziehung gründen will, so wie das, das die Kinder für den Stand erzogen wissen will, in den die Kinder „voraussichtlich" wieder eintreten.

Aber ganz abgesehen von dieser Rücksicht gegen die Vergangenheit wie gegen die „wahrscheinliche" Zukunft der Verlassenen und Waisen ist es ein Hauptbedenken, das das Princip verwerfen heißt und zwar ein social=pädagogisches. Wir dürfen es uns nicht erlauben, stillschweigend über folgende Controverse hinwegzugehen, denn ohne eine klare Stellung zu dieser Erziehungsfrage läßt sich ein festes Prinzip nicht finden. — Erziehen heißt, die schrittweise im Kinde wachsenden und reifenden Kräfte der wahrhaft humanen Empfindung und Einsicht dienstbar machen.

Wie viel Anlagen da sind oder wie wenig, das läßt sich im Vornherein von Niemand bestimmen. Das Wesen des Kindes liegt eben in seiner Entwickelung. Die Zukunft des Kindes hängt davon ab, wie die Erziehung seine sittlichen und intellectuellen Anlagen zu entfalten vermag oder richtiger, eine wie große Summe erzieherischer und bildender Verhältnisse dem Kinde dargeboten werden. Meiner Meinung nach kann es nur einen Grund geben, der auf dem Gebiet der Erziehung und des Unterrichts der Kin= der eine Beschränkung rechtfertigt und das ist der Geld= punkt. Alle anderen Einwände scheinen mir keine Prüfung auszu= halten. Wir wollen sie hier des Näheren betrachten, denn sie sind für die ganze Waisenerziehungsfrage von der größten Wichtigkeit. Ob wir ein Kind erziehen wollen, damit es einst schwere Lasten tragen lerne oder so, daß es möglichst willen= und anspruchlos sich einfüge in eine mechanische Arbeit oder so, daß ihm vor Allem das Gehor= chen und Dienen leicht werde; oder ob wir anstreben, zuerst und vor Allem im Kinde Leben und eigene Regsamkeit zu wecken, ob das ganze erzieherische Trachten vornämlich dahin geht, nur das eigene Streben und Denken zu erwecken und in ihm die Freude am Lernen und Er= kennen wachzurufen: zu all diesen verschiedenen Zielen werden wir sicher nicht ein und denselben pädagogischen Weg einzuschlagen haben. Soll ich erst an die Erziehungsmethode in den Jesuiten=Schulen er= innern?

Lehr=Gegenstände, Lehrer, Bildungsstand der Erzieher, Einrich= tung der Schule, Lehrmittel, Zeit des Unterrichts, der Geist des

Schul=Directors: Sie alle, diese Factoren der Erziehung, werden von der verschiedensten Art und dem heterogensten Charakter sein können je nach dem Ziel, das die Erziehung verfolgt. Das hat aber natür= lich den unmittelbarsten Einfluß auf die Total=Einrichtung der Waisen= Verpflegungs=Anstalten. Gute Dienstboten zu bilden, dazu bedarf es keiner Gelehrtenbildung. Es giebt Frauen und Männer in allen Ständen, die das ausgesprochenste Geschick haben, das Gesinde in guten Zug zu bringen. Es giebt Hausfrauen, aus deren Händen Jedermann gern eine Magd nimmt. Es kommt bei dieser Art der Bildung oder lieber der Einrichtung und Gewöhnung gar nicht auf Wissen, sondern auf Eigenschaften an, die sich am sichersten am Bei= spiel erlernen.

Bei der naheliegenden großen Wichtigkeit dieser Fragen scheint mir ein näheres Eingehen auf die betr. Anschauungen ganz unab= weislich. Zunächst bedarf der Geldpunkt Berücksichtigung, Da heißt es natürlich, „wo nichts ist, hat der Kaiser sein Recht verloren.“ Und so in der Erziehung und Schule die Kinder. Wenn eine Dorf= oder Stadtgemeinde absolut das Geld nicht hat, um entsprechende Schul= räume zu bauen oder die Lehrer bis zu der oder der Höhe zu besol= den oder die Lehrmittel anzuschaffen: nun dann natürlich hört alles Reden von den Pflichten der Eltern und den Rechten der Kinder von selber auf. Es ist ja eine recht schöne Sache um die sogenannten „angeborenen Menschenrechte“, aber wenn auch wohl Niemand leugnen wird, daß das erste und bedeutendste unter ihnen das Urrecht auf eine wahrhaft menschliche Bildung ist, so wird doch vor dem definitiv leeren Säckel dies Urrecht zu einer leeren Demonstration. Und wenn wir keine zweite Pflicht der Staatslenker eine so schwere und so bren= nende zu nennen vermögen, als die ist, für die Bildung der Jugend unseres Volkes zu sorgen, wo im Einzelfall absolut die Mittel fehlen, da ist ohne eine Beschränkung der erzieherischen Ausgaben eben nicht auszukommen.

Ich brauche über diese Sache nicht weiter zu sprechen. Ange= sichts leerer Kassen limitirt sich die Erziehung von selbst. Ich glaube, darüber kein Wort weiter sagen zu dürfen. Es giebt aber noch eine ganz andere Macht als die des Geldes, die beschränkend auf die Ausbildung der Jugend wirkt und die zur Zeit von einer viel größeren Bedeutung ist. Das sind die Anschauungen derer, die meinen, unser

Volk dürfe keine allgemeine Bildung erhalten. Die Macht und staatliche Bedeutung haben diese Stimmen — das ist offenbar — sich durch ein Benutzen politischer Verhältnisse zu erwerben gewußt. Stahl forderte das Umkehren der Wissenschaft nicht auf Grund wissenschaftlicher Beobachtung, etwa auf Grund wissenschaftlicher, von den Sitzen unserer Academieen angenommener Lehrsätze, sondern auf Grund seiner politischen Speculationen.

Der hochherzige Prinz-Regent von Preußen, jetzt König Wilhelm I., sagte am 8. November 1858: „In beiden Kirchen muß aber mit allem Ernste den Bestrebungen entgegen getreten werden, die dahin abzielen, die Religion zum Deckmantel politischer Bestrebungen zu machen", und „Alle Heuchelei, Scheinheiligkeit, kurzum alles Kirchen= wesen als Mittel zu egoistischen Zwecken, ist zu entlarven, wo es nur möglich ist."

Ob diese Entlarvung in Preußen wie in Deutschland gerade auf dem Gebiete der Schule in irgend welchem nennenswerthen Grade sich vollzogen hat, wollen wir der Meinung unserer Leser zu entscheiden über= lassen. Stiehl, der bekannte Vater der Regulative, die heute ja noch für Preußen ihre unheilvolle Geltung haben, sagte: „Wer die Schule hat, hat die Zukunft." Wir zweifeln, daß er damit eine glänzende Zukunft der Wissenschaft oder der Industrie oder des Handels hat bezeichnen wollen.

Lassen wir aber das politische Gebiet bei Seite und beschäftigen uns mit der Meinung derer, die eben sagen: „Unser Volk darf keine allgemeine Bildung erhalten."

Wir wollen also alle politischen wie alle religiösen Motive, die ganz ohne allen Zweifel diese Sentenz mit groß gezogen haben, bei Seite lassen und einfach die Sache selbst untersuchen. Was heißt das und was will das: „Das Volk darf keine allgemeine Bildung erhalten?"

Der greise Böckh schildert uns die Sclaverei des klassischen Alter= thums in dem Gleichniß, daß das Sclaventhum gleichsam die den Boden des Staates bedeckende schwarze Erde bilde, auf der die freien Menschen zu Blüthe und Frucht emporwuchsen. Soll etwa unser „Volk" auch noch als solche schwarze Erde dienen für das gedeihliche Wachsthum privilegirter Stände? Das läuft dem Christusglauben, der seit bald 2000 Jahren langsam, ganz langsam sich ausbreitet und der in allen Bestrebungen der Feudalität, mag sie in oder außer Europa auftreten, seine Gegner hat, so straks entgegen, daß, so in dieser rohen und nackten Form es heutzutage wohl Niemand mehr wagt, sein Bekenntniß dafür auszusprechen. Aber mag die Form anders sein, in der letzten Wurzel des Motivs, glaube ich, sehen sich beide Anschauungen, die jener classischen und die unserer modernen Sclaverei, so ähnlich wie ein Ei dem andern.

Die Indier hielten den Gott der Unwissenheit und Dummheit für das schrecklichste aller Wesen, für den Inbegriff aller Scheußlichkeit und alles Unglücks und — „mit der Dummheit kämpfen Götter selbst vergebens". Unwissenheit also ist, seit Menschen denken, für ein Elend gehalten worden. Ist es nun wohl denkbar, daß unsere Cultur frank und frei sollte erklären können: „Ein Theil der Menschheit ist eben für die Unwissenheit bestimmt und darf keine ordentliche Bildung erhalten!?" Darauf hören wir die Andern gleich ausrufen: „Wer aber soll uns denn unsere Spulen und Spindeln drehen, oder unsere Steine und Säcke tragen, oder uns willig im Dienst sein und das Vieh besorgen, kurz wo sollen denn dann die Drohnen in dem großen Arbeitskorb der menschlichen Gesellschaft herkommen?"

Nun, nur Geduld! Das Princip ist richtig und die Forderung des praktischen Lebens ist richtig. Sehen wir nur der Sache deutlich in's Gesicht, dann wird die Lösung von selbst kommen. Gefunden muß sie werden, denn sie ist für ein richtiges, klares Urtheil über die gesellschaftlichen Verhältnisse im Allgemeinen wie im Speziellen für unsere Frage, für die Art der Waisenverpflegung von dem allerunmittelbarsten Einfluß. Und in der That, die Lösung ist gar nicht so schwer zu finden, sobald nur der Blick sich frei erhält.

Die gewöhnliche Begründung des Ausspruchs: „Unser Volk kann keine allgemeine Bildung erhalten", lautet ungefähr so:

Die Frage unserer Volksbildung läßt sich auf theoretischem Wege nicht lösen. Mit Principien allein läßt sich für solche, dem Leben angehörende Verhältnisse keine Ordnung schaffen. Die thatsächlichen Verhältnisse müssen respectirt werden. Es gehören eben nun einmal so und so viel Procente jeder Bevölkerung dem dienenden und dem Stande der Schwerarbeiter an, es haben ihm zu allen Zeiten gewisse Bruchtheile der Bevölkerung angehört und werden ihm auch solche zu allen

Zeiten angehören müssen. Herren und Diener, Befehlende und Gehorchende, Reiche und Arme, Gebildete und Ungebildete hat es immer gegeben und wird es immer geben. Es wäre eine gänzliche Unordnung unserer socialen Verhältnisse, wenn das einmal nicht mehr so sein sollte. Es ließe sich unser Leben gar nicht mehr denken. Es giebt eben gewisse Gesetze, nennen wir sie Naturgesetze oder Ordnungen Gottes oder gesellschaftliche Institutionen, auch für das Leben des Menschengeschlechts so gut als wie für das Leben der Pflanze oder das — s. v. v. — Leben der Atmosphäre. Es wird keiner socialen, keiner politischen, keiner legislatorischen Reform, ja es wird der mächtigsten Association nun und nimmermehr gelingen, diese Gesetze zu ändern."

Wir wollen versuchen, das Raisonnement sorgfältig zu prüfen. Zunächst haben wir uns gegen die Bedeutung der angeblichen „Naturgesetzlichkeit" der Sache zu wenden. Erscheinungen im Menschenleben und wenn seit Jahrtausenden eine gewisse Constanz in deren Eintritt und Wiederkehr sich ergiebt, um deßwillen für alle Zeiten als constant zu erklären, hat etwas sehr Bedenkliches. Was hat nicht Alles schon als Gottesordnung oder Naturgesetz gegolten! Denken wir einmal an die Kindersterblichkeit! Da heißt es auch, es ist ein Naturgesetz, daß so und so viele Kinder bald nach ihrer Geburt wieder sterben. Nun ist es aber bekannt, daß die neugeborenen unehelichen Kinder höhere Todtenzahlen liefern als die ehelichen, ebenso wie außer der Ehe mehr Kinder todt geboren werden als in der Ehe. Wir sehen also gleich nicht das Gesetz in seiner Unabänderlichkeit, sondern in seiner Bedingtheit. Es sterben die neugeborenen Kinder eben nicht in Zahlenverhältnissen eines unabänderlichen Gesetzes, sondern weil sie den Gefahren und der Noth einer außerehelichen Schwangerschaft u. s. w. ausgesetzt sind. Verändern sich die Bedingungen, so verändern sich auch die Resultate, hier die Gesetze. Dieselbe Lehre ergiebt das Wachsthum der mittleren Lebensdauer. Seit der französischen Revolution hat die durchschnittliche Lebensdauer der Franzosen beständig zugenommen. Es ändern sich eben die Bedingungen, unter denen die Menschen leben, und damit das Gesetz des Lebens. Soll der Umstand, daß eine Erscheinung nach bestimmten Naturgesetzen abläuft, eine Bedeutung für die Constanz dieser Erscheinung, für das

Unabänderliche einer Sache haben, dann muß sie nicht Bedingungen unterliegen, die sich ändern können. So z. B. mit dem Gesetz der Schwere. So lange die Gravitationen und Attractionen, die in unabänderlichen mathematischen Verhältnissen sich vollziehenden Bahnrichtungen und Anziehungen der Himmelskörper vor sich gehen, so lange werden alle Theile auch unseres Erdballs das Bestreben haben, sich dem Mittelpunkte der Erde zu nähern. Einen schweren Körper, der nicht fällt, können wir uns nicht denken. Daß die Körper zur Erde fallen, ist ein unabänderliches Naturgesetz und wir können uns gar keine irdische Existenz, unser ganzes Erdenleben gar nicht denken, wenn dies Naturgesetz sich ändern und die Steine und Regentropfen anstatt zur Erde nieder, in den Himmelsraum hinein fallen sollten.

Wohl aber können wir uns einen gesellschaftlichen Zustand denken, in dem die Bildung und Einsicht der Menschen so weit fortgeschritten ist, daß die Kinderzeugungen außer der Ehe halb so zahlreich sind als jetzt. Jeder kennt das unglückliche Land Mecklenburg, in dem die Hälfte aller Kinder außer der Ehe gezeugt werden. Jeder weiß aber auch, wie die dortigen feudalistischen Zustände, die die wirthschaftliche Entfaltung der Kräfte der arbeitenden Klassen danieberhält, an diesen socialen Mißständen schuld ist.

„Es hat immer Sclaven gegeben und wird immer Sclaven geben,“ haben die feudalen Barone des nordamerikanischen Südens gesagt. Und wie fürchterlich rast jetzt nun schon so lange der Kampf um dies angebliche „Naturgesetz“.

Also mit dem Dictum über menschliche Dinge und menschliche Institutionen: „Es ist immer so gewesen und wird immer so sein“, glaube ich, muß etwas vorsichtig und mit Reserve umgegangen werden. Es handelt sich nicht darum, den gegebenen Verhältnissen, den thatsächlich vorliegenden Ordnungen ein Utopien, d. h. Zustände gegenüber zu stellen, die uns zwingen, die jetzigen Anschauungen als gänzlich aufgegeben und beseitigt anzusehen, sondern lediglich darum, uns einen Weg der Reform, einen Weg der allmähligen langsamen Entwickelung offen zu erhalten, dadurch, daß wir die Dinge nicht als unabänderlich gegebene betrachten. Sicher ist es weise, dort, wo uns Schwierigkeiten, Mißstände, Noth oder gesellschaftliche Unzuträglichkeiten entgegentreten, zuerst zu prüfen, ob die gegebenen Verhältuisse nicht eine Entwickelung, eine Weiterbildung gestatten, die vorwärts führt, d. h. das Uebel aufhebt.

Mit der Rede also, unser Volk könne keine allgemeine Bildung erhalten, weil die Theilung der Menschen in Gebildete und Ungebildete ein Naturgesetz sei, glaube ich, werden die Lanzen für eine Beschränkung der Bildung unseres Volkes nicht mehr in Hoffnung auf Erfolg gebrochen werden können.

Nun bleibt uns noch ein Blick auf das Leben selbst übrig. Zwingt denn etwa die Qualität des Volkes uns dazu, seine Bildung zu beschränken? Ist etwa in dem Proletarierkinde als solchem, in dem Buben, der Gänse treibt, in dem jugendlichen Fabrikarbeiter oder dem Kinde des Armen überhaupt irgend ein Element, das gegen dessen Fähigkeiten, gegen dessen Empfänglichkeit für eine allseitige Erziehung spricht? Ist irgend ein Moment denkbar, das à priori dagegen spräche, unsern Verlassenen und Waisenkindern die volle Entfaltung der in sie gelegten Kräfte und Anlagen zu gewähren?

Hat nicht eine große Reihe der hervorragendsten Geister die geistige Etwickelung mitten aus dem Volk herausgemacht, sind nicht Staatsmänner, Pädagogen, große Feldherren, Künstler, Naturforscher aus den untersten Kreisen des Volkslebens hervorgegangen? Wissen nicht alle mit den Kindern der untersten Volksklassen erzieherisch beschäftigte Schulmänner von der durchschnittlich großen Begabung des Volkes zu reden? Weiß nicht jeder im Leben erfahrene Mensch, jeder mit demselben in vielseitiger Berührung Stehende Beispiele genug von einem trotz aller Unbilden und Verwahrlosungen ganz unerwarteten Leistungsfähigkeit der in seinem Brod stehenden Bediensteten oder Arbeiter? „Was hätte aus dem Menschen werden können, wenn er eine gute Schulbildung gehabt hätte!“ „Wozu hätte es diese Begabung nicht bei einer sorgfältigen Erziehung bringen müssen!“ Wie oft können wir nicht solche Aeußerungen von Brodgebern jedes Berufs hören. Wie sehr häufig begegnen nicht Jedem im Leben Beispiele dieser Art!

„Ein wirkliches Talent arbeitet sich doch durch“, das ist die stereotype Antwort, wenn auf die Unzulänglichkeit unserer Volksbildung hingewiesen wird.

Ja allerdings, ganz eminente Talente arbeiten sich durch und legen dabei den Keim — zu ihrem Tode. Die mit den Laufbahnen solcher seltener Autodidacten verbundenen ungeheuren, geiftigen Anſtrengungen und phyſiſchen Entbehrungen, rächen ſich ja immer wieder am Leben ſolcher Individuen.

Nein nicht „wirkliche Talente arbeiten ſich doch durch!" (Es kann in der That keine größere Verhöhnung aller pädagogiſchen Beſtrebungen geben, als in dieſem Glauben liegt!) ſondern, welche Leiſtungen, welche Begabungen würden der bürgerlichen Geſellſchaft zu Gute kommen, wenn unſere Volksbildung dafür Garantieen böte, daß die Anlagen und Fähigkeiten in deſſen Kinderwelt zur Entfaltung kämen! So muß es heißen und ſo muß die Erſcheinung der Talente und Genie's aufgefaßt werden.

Wir ſahen alſo, daß es unthunlich, Principien für die Waiſenverpflegung aus der Rückſicht auf die Vergangenheit der Waiſen zu finden. Ebenſo ergab ſich die Unmöglichkeit, ſolche Grundſätze über die Verpflegungsart der Waiſen aus dem Umſtand zu nehmen, daß die Verlaſſenen und Waiſen vorausſichtlich wieder in den Stand der Arbeiter eintreten würden. Denn den einen Punkt der finanziellen Unmöglichkeit abgerechnet, vermochten wir keine Gründe zu finden, mit denen der Beweis zu führen war, die der Communalpflege zufallenden Verlaſſenen und Waiſen müſſen wieder in den Arbeiter=Beruf eintreten. Wir konnten — immer den Geldpunkt abgerechnet — nichts finden, was es verboten hätte, ein armes Kind, ſei es ein verlaſſenes, ſei es eine Waiſe, ſo zu erziehen, wie jeder gebildete Menſch ſeine Kinder erzogen zu ſehen wünſcht.*)

Nochmals alſo, wir ſtehen ganz entſchieden auf dem Boden des oben angeführten Geſetzes, das ein Geltendmachen von Anſprüchen ſeitens der Armen vom Rechtswege gänzlich ausſchließt, wir würden es für eine Lächerlichkeit erkennen müſſen, erklären zu wollen, das verlaſſene und verwaiſte Kind habe ein Recht auf eine tüchtige Bildung und es müſſe ihm eine ſolche gewährt werden. Wir behaupten nur, es exiſtirt kein Grund, der uns verböte, dort, wo die Mittel zu haben ſind, den Verlaſſenen und Waiſen einen möglichſt gu-

---

*) Es verſteht ſich von ſelbſt, daß, da es ſich lediglich um das Alter vor der Confirmation handelt, die Frage nur jener guten Schulbildung gilt, die alle ſpäteren erzieheriſchen Ziele und Pläne zu verfolgen erlaubt und die nicht durch eine frühzeitige Beſchränkung die Entwickelung und Entfaltung gegebener Kräfte unmöglich macht.

ten Unterricht zu geben. Bei dem besten Willen — wir können nichts ausfindig machen, das uns dort, wo die Geldmittel da sind, eine Beschränkung in der Ausbildung der Kinder rechtfertigen ließe.

Möchte doch nur nicht vergessen werden, daß man es nicht mit dem Volke selbst, sondern mit dessen Kindern zu thun hat, daß nicht ein Fertiges, ein Gegebenes, ein bereits Entwickeltes vor uns ist, sondern ein Werdendes und Wachsendes, daß es sich nicht um Kinder armer Eltern, unglücklicher, verkommener Leute handelt, sondern um Kinder der öffentlichen Armenfürsorge, um Kinder irgend einer Commune.*) Die Kinder sind aber factisch nicht mehr Kinder des Proletariats oder Kinder der Handwerker und Arbeiter, sondern Kinder irgend eines öffentlichen Gemeinwesens. Die „Väter der Stadt" haben Elternstelle bei ihnen, ihnen gehören sie.

Ehe wir der Beantwortung der dritten Frage uns zuwenden, sei es noch gestattet, auf die Forderungen hinzuweisen, die in der vorliegenden Frage der alte Waffen- und Schildträger der Waisenpflege, der alte Partisan der Waisenhausfrage, der greise Katechet Dr. Kröger zuletzt im Jahre 1852 in seinem Buche „Die Waisenfrage" aussprach.

In langen Ausführungen und den ausführlichsten Erwägungen kämpft er für die Vorzüge der Waisenhauspflege in Allem und Jedem und sagt S. 226 bei Gelegenheit der eben erörterten Controverse: „Ihr werft uns vor: „„Ihr überbildet Eure Kinder. Lesen, „Schreiben, Rechnen und Christenthum ist für sie genug, was brau-„chen sie in ihren künftigen Verhältnissen mehr; sie halten sonst bei „einem einfachen Gewerbe nicht aus, wollen höher hinauf, werden „unzufrieden."" Ich aber antworte Euch: „Kann etwa in Bezug „auf leibliche Bildung Ueberbildung stattfinden? Können die Kinder „zu gesund, zu kräftig, zu gewandt werden? Oder kann das Kind „zu folgsam, zu bescheiden, zu wohlwollend und gütig, zu wahr und „aufrichtig, zu fleißig und ehrlich, zu gut und fromm, überhaupt zu „tugendhaft werden? Wer freilich von Gelehrsamkeit fafelt, wenn „den Kindern die Anfangsgründe der Naturgeschichte erläutert wer-

---

*) In Nota 3 werden wir Gelegenheit finden, von dem Recht der Gemeinden an Kinder zu sprechen, die von den Ihrigen verlassen oder verwahrlost wurden.

„ben, die sie in den Stand setzen, die Natur und ihre Kräfte mit
„richtigem Blick anzuschauen, zu benutzen und sich vor manchem ver=
„derblichen Aberglauben zu schützen, oder wenn ihnen die Grund=
„kenntnisse von dem menschlichen Körper erläutert werden, wodurch
„sie ihre und ihrer Kinder Gesundheit leichter bewahren können,
„oder wenn sie die Elemente der Geometrie kennen lernen, die jetzt
„keinem tüchtigen Handwerker fehlen dürfen: der weiß nicht, was er
„redet, noch was Zweck des Unterrichts und der Erziehung ist."

Kröger erinnert an die deutschen Sprichwörter: „Zu viel kann
man nicht lernen." „Man muß lernen, so lange man lebt." „Kennt=
nisse essen kein Brod." „Was man im Kopfe hat, kann man leicht
tragen."

Kröger erinnert an den Arbeitscharakter der Gegenwart und
frägt: „Was soll der Mensch denn anfangen, wie sich helfen, wenn
„in einer Zeit, wo die Maschinen Menschenhände — aber nicht
„Menschenverstand — überflüssig machen, ihre Berufsbeschäftigung
„aufhört?"

Kröger klagt über die erzieherischen Kräfte: „Es giebt noch
„Lehrer und Aufseher genug, denen der Stock das schnellste, sicherste
„und bequemste Mittel ist, Ruhe, Ordnung und Gehorsam zu erhal=
„ten;" und sagt über das verkehrte Princip, die Kinder für den ihnen
bestimmten (?) Stand vorzubereiten: „Aber soll der Erzieher des=
„halb ungerecht gegen die Kinder sein, weil ihre Lehrherren sie vielleicht
„künftig ungerecht behandeln, deshalb sie in der Kindheit mißhandeln,
„weil sie etwa im Jünglingsalter gemißhandelt werden? deshalb sie
„pränumerando ohrfeigen, weil sie künftig vielleicht geohrfeigt wer=
„den? Dann müßte man sie auch hungern lassen, weil sie vielleicht
„später hungern müssen, ihnen die nöthige Pflege und Reinlichkeit
„entziehen, weil sie später vielleicht rohe, unreinliche, unordentliche
„Herrschaften erhalten?"

In Kröger's ganzer Anschauung der Waisenfrage herrscht immer
der e i n e Gedanke vor: „die Waisen und Verlassenen sind aus der
Armenkasse herauszuarbeiten." Das ist bei ihm der Hauptgedanke, der
ihm maaßgebend bei allen einzelnen Aufgaben ist. In der Consequenz
dieser Gedanken sagt er bei der Abhandlung über den Kostenpunkt:

„Gute Erziehung ist die beste Oekonomie und Unwissenheit die
theuerste" und pag. 254 (a. a. O.): „Der rein ökonomische und bloß

„merkantilische Gesichtspunkt ist überhaupt in Dingen höherer Art
„und Natur so unerträglich und miserabel und die Ansicht, sich die
„Armen = und Waisenkinder so wohlfeil wie möglich vom Halse zu
„schaffen, so unmenschlich und unchristlich, daß bloße Rechenmeister
„und Plusmacher in solchen Angelegenheiten keine Stimme haben
„sollten."

Es ist gewiß traurig, zu sehen, wie ein Mann, wie Kröger,
der die Kräfte seines ganzen langen Lebens an die e i n e Aufgabe
der Waisenpflege setzt, sich durch lange, wiederholte Reisen in ganz
Deutschland und über dessen Grenzen hinaus, wie durch eine lang=
jährige practische Thätigkeit das vertrauteste Studium mit dem Ge=
genstand erwirbt, der seit langer Zeit und heute noch die erste lite=
rarische Autorität in der Waisenpflege ist: ich sage, daß dieser Mann
für sein Leben umsonst gekämpft hat. Er sieht die Früchte seiner
Arbeit, seiner unermüdlichen Bestrebungen nicht. Unter dem 26. Oc=
tober 1861 schreibt er mir aus Hamburg: „In meinem zwanzig=
„sten Jahre hoffte ich noch zu zeigen, was ein gutes Waisenhaus lei=
„sten könne; wer mir damals gesagt hätte, es geht nicht, hätte mich
„toll gemacht, jetzt in meinem 71sten Jahre und nachdem ich am
„1ten Ostertage 50 Jahr geschulmeistert habe, sehe ich die Welt mit
„anderen Augen an 2c. — — und dennoch fühle ich, wie gut es ist
„für die Welt, daß jüngere Kräfte aufnehmen, was die alten nicht
„vollbracht."

Ich komme zu einer dritten Frage:

C. Lassen die öffentlichen Maaßregeln zur Fürsorge für die Waisen sich auf die Lehre der Volkswirthschaft gründen?

Ich sehe mich veranlaßt, hier zuerst an den Charakter der Waisen=
pflege in ihrer officiellen Behandlung zu mahnen.

Die Waisenpflege ist und kann nichts Anderes sein als ein Theil
der Armenpflege. Es ist ja ganz richtig, daß die armen verlassenen
und verwaisten Kinder, die ohne eigene Schuld arm geworden sind,
es nicht verdienen, nach den Principien der öffentlichen Armenpflege
behandelt zu werden. Aber es läßt sich das officielle, das gesetzliche
Verhältniß weder ändern, noch durch irgend ein Raisonnement an=

derweitig begründen. Unmöglich können für die Pflichten, die Kinder
Verarmter zu pflegen, besondere Gesetze erlassen werden. Die öffent=
liche Meinung ist schon corrigirend eingetreten und würde es unmög=
lich machen, den armen Kindern das Armenbrod bitter schmecken zu
lassen, wie solches in dieser herben und schmerzenden Form erwach=
senen Armen in der Regel dargereicht werden muß. Die Waisen=
verwaltung ist eine Sache der Armenpflege und wird es bleiben
müssen. Eine gute Armenpflege theilt ihre Bestrebungen nach zwei
einander durchaus fremden Zielen ein. Sie hat es danach mit Ar=
muth zu thun, die heilbar und mit solcher, die unheilbar ist, mit
vorübergehender oder mit dauernder, bleibender Erwerbsunfähigkeit.
Im ersten Fall gelten die zu ergreifenden Mittel der Correctur eines
kranken Körpers, im zweiten der eines siechen. Natürlich gehört die
Behandlung verlassener und verwaister Kinder zur ersten Kategorie.

Durchaus deutsche und protestantische Art ist es, der eigenen
Kraft zu vertrauen nach dem alten Sprüchwort: „Selber ist der
Mann." Jede halbwegs einsichtige Armenverwaltung strebt danach,
dies Gefühl wo und so lange nur immer als möglich zu erhalten
und zu stärken. Es giebt keine verderblicheren Maaßregeln in der
Armenverwaltung, als solche, die den Act des Almosenannehmens
irgend wie verschleiern, der Heimlichkeit überliefern und ihm auf
irgend einem Wege etwas von dem sehr schwer wiegendem Unglück
nehmen wollen, das das Verarmen unter allen Umständen ist. —
So ist's aber auch oberster Grundsatz einer nicht blos abwehrenden,
negativ thätigen Armenpflege, sondern einer solchen, die namentlich
durch Beseitigung der Erkrankungsursachen heilt, daß sie die Eigen=
kraft, die persönliche Leistungsfähigkeit, die Selbsthülfe hebt und
fördert. Je größer der persönliche Fond eines Indivi=
buums, je seltener seine sociale Insolvenz. — In diesen
Charakter der Armenpflege reihet sich die rechte Methode der Wai=
senpflege ganz von selbst mit ein. Wie bei den nichtinvaliden Armen
die ganze Intention der Armenpflege darauf zu richten ist, dieselben
so bald als möglich wieder dem Gebiet der Selbsthilfe zuzuführen,
so handelt es sich auch bei der Erziehungspflege der Verlassenen und
Waisen nur darum, sie für die Aufgaben der socialen Selbsthilfe
tüchtig und geschickt zu machen.

In Nr. 4 der Zeitschrift des königl. preuß. statistischen Bureau's, redigirt von dessen Director Dr. Ernst Engel, wird bei einer Besprechung des preuß. Sparkassenwesens das System der Selbsthilfe beleuchtet, und als drei der Ursachen, die die Begründung und Erhaltung wirthschaftlicher Selbstständigkeit bedrohen, werden genannt: Mangel an Arbeitskraft, Mangel an Intelligenz und Geschicklichkeit wie Mangel an sittlichem Werth (Rechtschaffenheit, Treue, Fleiß, Ordnung, Sparsamkeit, Mäßigkeit ꝛc.). Und weiter unten (a. a. O. pag. 89) heißt es bei einem näheren Eingehen auf diejenigen Mittel, welche den minder vermögenden, oder den sogenannten arbeitenden Klassen die Begründung und Erhaltung einer wirthschaftlichen Selbstständigkeit und Unabhängigkeit ermöglichen. „Sie wird und muß allemal zum Erliegen „kommen, wenn nicht neben jenen materiellen Bedingungen auch noch „Arbeitskraft, Intelligenz und Geschicklichkeit und sittlicher Werth „vorhanden sind. Daß die Arbeitskraft erhöht, oder vielmehr ein „guter Grund für dieselbe und ihre Nachhaltigkeit durch geeignete „physische Erziehung, durch eine rationelle Ernährung, durch gesunde „Wohnungen erreicht werden könne, braucht nicht weiter ausgeführt „zu werden, eben so wenig wie Das, daß ein guter Volksunterricht, „eine tüchtige gewerbliche und wirthschaftliche Bildung auch des Ar-„beiterstandes allezeit Säulen des Fortschritts in jeder Beziehung „sein werden." Das sind goldene Worte. Ein guter Volksunterricht, eine tüchtige gewerbliche und wirthschaftliche Bildung **auch des Arbeiterstandes**! Diese Forderung wiegt Königreiche. Das größte, werthvollste Capital jedes Landes besteht in dessen Bevölkerung. Je größer der Werth der Production jedes Einzelnen gegenüber dem Werth dessen ist, was derselbe consumirt, um so größer ist die Macht und die Kraft des Landes. Die wirthschaftliche Productivität eines Volkes beruht auf der Arbeitskraft, Intelligenz, Geschicklichkeit und dem sittlichen Werthe der Einzelnen. Erhöhe diese und du erhöhst das Gesellschafts-Capital.

Und so ergiebt sich uns eine Bejahung der zuletzt gestellten Frage nach zwei Seiten hin. Die öffentlichen Maaßregeln zur Fürsorge für die Verlassenen und Waisen sind so zu treffen, daß sie die höchstmögliche Entfaltung der kindlichen Anlagen und Kräfte erzielen, weil damit 1. der Begründung der wirthschaftlichen Existenz des Einzelnen der meiste Vorschub geleistet wird und weil 2. darin die Kraft der Gesammtheit, des Staats, ihre Quelle und Begründung findet.

Es ist das nächste Verlangen des Menschen in der bürgerlichen Gesellschaft, wirthschaftlich selbstständig zu sein, einen eigenen Heerd zu haben. Und der Staat hat kein Streben mehr zu fördern, als dieses, denn der eigene Heerd und die auf ihm gegründete Ehe sind die Schulen des sittlichen Lebens eines Volkes. Der Jugend keines der Mittel zu entziehen oder vorzuenthalten, die jenes persönliche Capital bilden, ist Pflicht der Communen, weil sie damit die Wahrscheinlichkeit erhöhen, daß aus dem Kinde einst ein wirthschaftlicher, selbstständiger Mensch werde.

Es ist ganz richtig, das Kind erhält in Folge seines Verlassens oder seines Verwaisens in einer sehr großen Anzahl der Fälle mehr, als es gehabt haben würde, wäre es nicht verlassen worden oder nicht verwaist. Den Angehörigen solcher Kinder stehen in sehr vielen Fällen keine oder nur äußerst geringe Mittel zu Gebote, um ein persönliches Capital von nur einigem Werthe in ihnen zu bilden. Das Kind des Armen bietet im Durchschnitt viel ungünstigere Chancen für eine Begründung seiner wirthschaftlichen Selbstständigkeit als ein in einem Waisenhause gut erzogenes Kind, dem ein guter Volksunterricht zu Theil geworden ist. Aber es wäre eine Thorheit, um dieser Ungerechtigkeit gegen die in Armuth' fortlebenden und in ihr aufwachsenden Kinder willen auf diese Hilfe verzichten zu wollen. Diese Hilfe, dies Mittel der Armenpflege ist keine Sache der Subvention, sondern eine nothgedrungene Abwehr neuen Verarmens. Den Armen zu helfen, ist nothwendig, 10mal nothwendiger ist es jedenfalls, die Quelle des Verarmens versiechen zu machen. Spräche aber auch die öffentliche Wohlfahrt nicht so laut und unzweideutig dafür, auf diesem Wege eine feste Grundlage für die öffentliche Waisenpflege zu gewinnen, so würde den, der meinte, Arbeiterkinder müssen wieder Arbeiter werden, vielleicht ein Hinweis auf unsere moderne Arbeit eines Besseren belehren. Das Alterthum hatte eben seine Sclaven, um die Schwerarbeit zu verrichten und da die Sclaven eine äußerst wenig consumirende Bevölkerung waren, so lag wenig daran, wie viel von ihren Kräften bei dem täglichen Drehen der Sandsteinmühlen 2c. verloren ging. — Unsere Heloten und Sclaven sind die Maschinen geworden, und den heute lebenden Menschen ist gegenüber den Summen der Produkte ein viel kleineres Maß Aufwand physischer Kraft nöthig als nur noch je, so lange Menschen leben. Die

Arbeit unserer Zeit hat einen anderen Charakter erhalten. Eine viel größere Summe von Kenntnissen benutzt jetzt die menschliche Arbeitskraft. Der geschickteste Arbeiter ist der, der in der Wahl neuer Mittel, um eine Aufgabe in seiner Arbeit zu lösen, am wenigsten verlegen ist, dem sein Wissen und seine Bildung dabei den meisten Vorschub leistet.

Der in der Zunftsicherheit stehende Arbeiter von früher machte sein Leben lang dasselbe Manufact. Ein Wechsel der Berufsart war eben so selten als schwierig. Wie ganz anders sieht die Lage der Arbeit heute aus! Nicht Einzelne, nein Hunderte und Tausende wechseln ihr Gewerbe, ihre Arbeit. — Die Fabrikarbeit, die mit ihrer unbeschränkten Annahme von Arbeitskraft jeden Gewerbe- und Arbeitszwang so vollkommen unmöglich und zu einer Unausführbarkeit macht, zieht, wenn sie reichen Lohn bietet, die Kraft an, wo sich nur solche findet und die Zünfte und Gewerbe sind ganz außer Stande, ihre Gesellen zurückzuhalten. Das vollzieht sich bei jeder günstigen Conjunctur, die die Fabrikarbeit darbietet. Die Entwickelung unserer Industrie hat diese Gestaltung so unabweisbar mit sich gebracht, daß Freizügigkeit und Gewerbefreiheit unabweisliche Forderungen für unsere Zeit geworden sind. Sie sind aber gleichbedeutend mit Mobilisirung der Arbeitskraft, sie bedingen eine Intelligenz der Arbeit, sie fordern eine leichtere geistige Beweglichkeit des Arbeiters. Es ist ein Unterschied, ob ein Mensch Jahr aus Jahr ein und, aller Wahrscheinlichkeit nach, sein ganzes Leben lang ein und dieselbe Arbeit verrichtet oder ob er es täglich in seinem Kreise erfährt, der Mitgeselle, der College hat da und dort Arbeit gefunden und prosperirt in seiner neuen Lage, und er selbst nun auch nach anderer Arbeit aussieht, wenn die seinige nur knappen Lohn einbringt. Für alle solche Zustände und Entwickelungen, in denen unsere Zeit mitten darin steht, kann der Mensch eben nicht genug lernen, kann nicht genug Einsicht in seinen Beruf mitbringen, kann nicht allseitig genug gebildet sein.

Das Capital hat die Macht. Das Capital des festen Besitzes hat unser Arbeiter nicht. Das Capital, das beweglich ist, hat er auch nicht. Es bleibt ihm nur das persönliche Capital, das in seiner eigenen persönlichen Leistungsfähigkeit begründete. Unsere Zeit hat dies und damit den Arbeiter selbst atomisirt, da die alten Verbände der arbeitenden Klassen sich unter den Produktions- und Consumtionsverhältnissen der Gegenwart auflösen. Das System der Selbsthilfe und zwar einfach durch ein Sammeln des persönlichen Capitals soll und muß hier corrigirend eintreten. Der atomisirte Arbeiter muß gerettet und bewahrt werden und das, Jeder sieht es ein, läßt sich nicht auf dem Wege des Wohlthuns und der Unterstützung machen. Der Arbeiterstand muß sich — aide toi et Dieu t'aidera — selbst helfen. Er muß sein persönliches Capital sammeln und mit dieser Macht dem beweglichen und unbeweglichen Capital gegenüber treten. Für solche wirthschaftliche Aufgaben, die immer gleichzeitig sittliche sind, muß der Arbeiter Sinn und ein rechtes Verständniß haben.

Es ist wohl klar, daß der Arbeiter heute ein anderer sein muß in jeder Beziehung, als er es vor 50 Jahren zu sein brauchte. Und so ist wohl gleichfalls klar, daß die Erziehung der Kinder unserer Arbeiter uns heute wesentlich andere Aufgaben auferlegt, als damals.

Die rechte Freiheit des Menschen ist eine Freiheit seiner Arbeit, seine Freiheit in der Verwerthung seiner Kraft. Je weiter der Kreis ist, auf dem er für seine Leistung eine Gegenleistung suchen kann, je freier ist er, und ein wohlbegründeter Instinkt treibt die Menschen dazu an, immer allgemeiner die sogenannten neueren Sprachen zu erlernen, denn sie erweitern damit die Heimath ihres individuellen Arbeitsgebietes und damit ihre Aussicht auf Capitalserwerbung. — Ein in London Arbeit findendes Berliner Waisenkind hatte sich so ausgezeichnet, daß sein Brodherr sich seiner in aller Weise angenommen und es namentlich auch hatte weiter unterrichten lassen. Er hatte in dem Mangel aller Sprachkenntnisse bei demselben aber ein so großes Hinderniß in dessen Fortkommen gefunden, daß er bei einer Reise nach dem Continent nach Berlin kam, und ein Capital von 100 Pfund deponirte, um die Behörden damit anzuregen, die Erlernung der neueren Sprachen in dem Waisenhause einzuführen. — Jeder Gewerb= treibende, jeder Fabrikant weiß, was ein tüchtiger, solider Arbeiter zu bedeuten hat, welch ganz hervorragender Werth in ihm steckt gegen= über dem ungelehrigen und unzuverlässigen. Es ist bekannt, wie ge= wisse Erzeugnisse des Gewerbfleißes eben lediglich von der Intelligenz des Arbeiterstandes abhängen, es ist aber auch weiter bekannt, in wie hohem Grade bildungsfähig unser Volk ist und wie in allen Wegen ihm Anlagen gegeben sind, sich einzuarbeiten und selbst weiter zu bilden.

Und auf der anderen Seite wissen die Armenvorsteher, wie die

Unwissenheit, die körperliche wie geistige Invalidität die Hauptquelle des Verarmens ist.

Nun wohlan, so wählt das eine Mittel, die Kinder der bürgerlich banquerot Werdenden sowohl als die armen Waisen vor Noth und Entblößung zu schützen und gebt ihnen eine Bildung, die ihr individuelles Capital am sichersten fundirt.

„Was willst Du denn aber aus dem Volke machen?“ so rufen einem unaufhörlich die Leute wieder zu, die über die Sache nicht mehr als von heute zu morgen nachgedacht haben. Die Leute wissen eigentlich nicht, warum sie so reden, denn wenn man den Einen nach dem Andern fragt: „Hast Du etwas dagegen, daß ich das Kind des armen Arbeiters N. N. so erziehen lasse wie meine Kinder; es zeigt recht gute Anlagen und wird gewiß eine Zierde der Schule sein u. s. w.“, so hat Niemand etwas einzuwenden.

Nun wir wollen hier selbst anführen, warum denn die öffentliche Meinung noch so oft ihre Stimme gegen eine Bildung unseres Volks erhebt:

Engel sagt (a. a. O. Bd. I. pag. 31): „Aus einer statistischen „Betrachtung der Consumtion geht hervor, daß die Ausgabe für die „physische Erhaltung der Bevölkerung über 90 pCt. aller Ausgaben „betragen; zur Bestreitung der Ausgaben für Erziehung und Unter= „richt, für öffentliche Sicherheit, für Gesundheitspflege ꝛc. bleiben nur „circa 20 pCt. verfügbar.

Und wenn wir weiter uns erinnern, daß ca. 90 % der Be= völkerungen unserer Culturländer den arbeitenden Klassen angehören, daß nach der Behauptung Engel's nur der 4. Bewohner des preußischen Staats, nur 25 % aller Preußen productionsfähig und im Stande sind, Etwas zurückzulegen und bewegliches oder festes Kapital sich zu erwerben vermögen, da wird die Erscheinung wohl zur Genüge klar, warum unser Volk noch keine andere Bildung er= hält. Selten aber erkennen die Menschen den wirklichen, causalen Zusammenhang der Dinge, sondern erklären sich sie so nach ihrem jeweiligen Horizont. „Das Volk ist eben Volk und kann unmöglich etwas Anderes sein sollen, wie die Wiese eben Wiese und der Wald eben Wald ist.“ Und so kann auch unmöglich dem Volke eine Bildung zu Theil werden, wie sie die Kinder der wohlhabenderen Klassen erhalten. So lautet das kurze Raisonnement. Nun ja, auch wir meinen, daß, so

lange nur 25 % der Bewohner unserer Culturländer in der Lage
sind, sich mehr zu erwerben, als sie verzehren, so lange der bei weitem
größte Theil der Menschen auch keine wirkliche Bildung erhalten kann.
Es handelt sich eben um die Wahrheit des Studenten-Verses:

deficiente pecu-
deficit omne -nia.

Die Sache ist aber ein Zirkel, wenn man den Status quo an-
erkennt. Dann wird das Volk nie aus seiner Bildungslosigkeit heraus-
kommen. Dann heißt es: „Da nur 25 % der Menschen productionsfähig sind, so kann nur auch auf einen Bruchtheil einer Bevölkerung
so und so viel für die Bildung verausgabt werden. Die übrigen
Menschen müssen eben auf eine bessere Bildung verzichten, weil sie
sich nichts zu verdienen vermögen." Man gesteht zu: Bildung erhöht
die Production, die gegenwärtige Production hat aber keine Mittel für
eine bessere Bildung als die gegenwärtige, folglich ist die Bildung
als Mittel der Productionssteigerung nicht anwendbar.

Nun dabei bleibt allerdings Alles beim Alten. Das Mittel, die
Productionsfähigkeit numerisch auszudehnen, einen größeren Theil der
Bevölkerung für dieselbe geschickt zu machen, d. h. eben durch Bildung
dazu geschickt machen, das ist nicht anwendbar, weil keine Mittel da
sind. Die Volksschule bleibt eben Volksschule. „Es ist voller Grund
„zu der Annahme vorhanden (sagt Engel a. a. O. p. 104), daß der
„Mittelwerth der Consumtion pro Kopf der Bevölkerung des preußischen
„Staats jetzt einer Summe von 40 Thalern entspricht."

Durchschnittlich also müssen 40 Thaler pro Kopf im Jahre pro-
ducirt werden, damit der Zustand, in dem die Bevölkerung lebt, erhalten bleibt. Die Volkskraft bleibt so stationär. —

Nun aber — und die Statistik hat dafür auch die Beweise bei-
gebracht — ist der Volkswohlstand im Steigen begriffen. Nun und
da sagt doch mal ihr Leute mit dem Wort: „unser Volk kann keine
wirkliche Bildung erhalten," was soll denn dann werden, wenn nicht
mehr blos 25 %, sondern 35 % der Bevölkerung productionsfähig
geworden sind. Soll das Plus an Gütern blos auf Wohnung,
Kleidung, Nahrung verwendet werden und wird nicht auch die Bildung
ihr Theil davon erhalten? Wird ein reicheres Volk nicht auch seine
Lehrer reichlicher bezahlen und so die Bildung verallgemeinern? Gewiß! Nun und was wird dann aus euerem Princip!?

Nun es ist wohl klar, es giebt eben nur einen Punkt, der beschränkend auf die Bildung des Volksunterrichts einwirken darf, das ist, wie ich eben sagte, der financielle. Mit anderen Worten, der Zustand der Volksschule richtet sich allein nach den Mitteln, die ein Volk für dieselbe aufzuwenden hat und wo eine Commune in der glücklichen Lage ist, ihre Schulen reich zu dotiren, da fällt jeder andere Grund, den Unterricht in der Volksschule zu beschränken, weg. Damit aber ist das Princip auch für die Waisenpflege gegeben, denn dieselbe ist in erster Linie Erziehung. Erziehung aber ohne einen guten Unterricht ist nicht denkbar. (Nota 1.) Wir kommen im 2. Theil unserer Schrift auf das Verhältniß der Schule zur Erziehung zurück.

Und so haben wir denn auf die in 3. Stelle aufgeworfene Frage: „Lassen die öffentlichen Maaßregeln zur Fürsorge für die Waisen sich auf die Lehre der Volkswirthschaft gründen?" mit einem unbedingten „Ja" und zwar so zu antworten. Sobald ein Armenverband die erforderlichen Mittel hat, die ihm zur Pflege anheimfallenden Verlassenen und Waisen einer guten und sorgfältigen Schulbildung zu überweisen, so betritt er damit den einzig sicheren Weg, die Zahl der Verarmenden zu verringern, indem er theils die Erwerbs- und Productionsfähigkeit des Einzelnen steigert, theils die Kraft des ganzen Gemeinwesens vermehrt.

Wir haben nun, nachdem wir auf negativem wie positivem Wege einen festen Punkt gefunden haben, von dem die Waisenpflege in Angriff zu nehmen ist, in einem 2. Theil darzuthun, wie nun auf Grund dieser Principien die Waisenpflege auszuführen ist.

II.

Welches System der Ausführung erheischen die im Vorstehenden für die Waisenpflege gefundenen Principien?

Mit anderen Worten: „sind die Waisen besser in der Kostpflege oder im Waisenhaus aufgehoben?“ Die viel ventilirte, alte, seit nun über 100 Jahren bald so, bald so entschiedene Frage würde, meinen wir, längst einer Entscheidung zugeführt worden sein, wenn man sich über die Vorfrage: „was gebührt den Waisen?“ klar gewesen wäre. Da aber herrschte und herrscht ein Chaos der Meinungen, wie ich es oben mehrfach angedeutet.

Wir könnten zur Beantwortung der vorliegenden Frage zwei Wege einschlagen und einmal die Antwort hernehmen aus der Art und Weise, wie die Mehrzahl der Armenverbände practisch die Sache betreibt, zweitens aber dieselbe durch eine Kritik der beiden Methoden zu finden suchen.

Wir werden nur in Kurzem die größeren communalen Unternehmungen für Waisenpflege, die die neuere Zeit brachte, erwähnen und dann zur Kritik der Methoden übergehen.

A. Wie steht es mit den neuesten praktischen Bestrebungen auf dem Gebiete der Waisenpflege?*)

Der Philanthropinismus (die Erziehungsweise nach den Grundsätzen Basedow's) und die mit seiner Zeit einhergehende Schwärmerei

---

*) Da ich zur Besprechung der Berliner Verhältnisse den Anhang bestimmt habe, wird ihrer hier nicht gedacht.

für die Entfaltung der reinsten Humanität hatte das alte Waisenhaus=
wesen durch und durch erschüttert und neue Behandlungsweisen für
die Waisenpflege gefordert. Die seitdem in der Waisenhauspflege abge=
laufene Geschichte ist zu sehr in Aller Kenntniß, als daß ich hier, wo
es sich nicht um eine historische Darstellung unserer Frage handelt,
an sie zu erinnern brauchte.

Die humanen Forderungen hatten die Waisenpflege namentlich
in die sogenannten Kostpflege= oder Ziehpflege=Familien verwiesen und
da den rechten Boden für eine gute Waisen=Erziehung zu finden ge=
glaubt. Es ist der Zieh= oder Kostpflege wie allen menschlichen In=
stitutionen ergangen, sie ist den Wandlungen unserer gesellschaftlichen
Entwickelungen unterlegen und damit nicht dem Namen, aber wohl
der Sache nach, eine durchaus andere geworden. Die Kostpflege
in den Familie ist **geblieben**, aber die Familien sind **andere**
geworden. Das ist die Geschichte der Kostpflege in nuce.

Und die Hauspflege hatte auch ihre einstmals richtigen Principien,
die Kinder in einfachen, schlichten Verhältnissen zu erziehen, beibe=
halten, aber die Zeiten sind andere geworden, die Principien sind dem
Namen nach richtig, aber ihre Ausführung in unserer Zeit erfordert
andere Mittel und Wege und damit ist die Hauserziehung
eine andere geworden. Dem alten, hochverdienten Dr. Kröger
in Hamburg gebührt die Ehre, der letzte Reformator der Waisenhaus=
pflege in Deutschland gewesen zu sein. Seine Unermüdlichkeit in
Wort und That für die ihm am Herzen liegende Sache ist allbekannt.
In den letzten Jahrzehenden — und das ist namentlich Kröger's
persönlichen und literarischen Anregungen zu danken — haben sich aller
Orten die betreffenden Behörden mit Reformen ihrer Waisenpflege
getragen und sind beispielsweise in Hamburg, Braunschweig, Berlin,
Leipzig und Wien Umgestaltungen auf diesem Gebiete theils vollendet,
theils noch in der Vollendung oder Anlage begriffen.

Die Auflösung der alten Gewerbe= und Arbeitsverbände, das
riesige Auftreten der Maschinen= und Fabrikarbeit, das Verschwinden
des alten deutschen Meisterhauses und dem ehrbaren Meister, die
„Klammbrille" auf der Nase, und der ehrbaren Frau Meisterin, die
schneeweiße Haube auf dem Kopfe, die doppelte und dreifache An=
spannung aller Kräfte seitens des Handwerkes, theils sich in den neu
gestaltenden Verhältnissen zu erhalten, theils selbst in neue Existenz=

Formen und Arbeitsverhältnisse sich hinüber und hinein zu arbeiten: das Alles hat das innere Leben in den Familien des früheren Mittelstandes vollständig perturbirt. Aus dem früheren Mittelstande sind tausendfach „kleine Leute" geworden, die Hände müssen schneller geregt, auf manche Ruhe muß gänzlich verzichtet, manche harte Entbehrung mit in den Kauf genommen werden und oft, sehr oft muß helfen, was Hände hat, um die Existenz zu fristen. Können bei diesem Kampf um's Leben, bei dieser Revolution in den Erwerbsverhältnissen unseres Volkes die Kinder leer ausgehen? Gewiß nicht. Und wenn sie, die eigenen Kind r schon, werden dann nicht die Pflegekinder in zweifacher Weise an diesen schwierigen Aufgaben, Sorgen, Mühen Kämpfen ihren Antheil erhalten?

Die Klage über die Kostpflege, über die äußerst schwache Garantie, die der Charakter dieser Pflege-Familien für eine nur wenig gute Erziehung darbietet, die allgemeine Erfahrung, daß die Kostpflege lediglich eine Sache der Speculation und zwar eine der gefährlichsten Art, nämlich eine auf die Arbeit resp. Dienstleistung des Pflegekindes seyn; alle diese Dinge, die die tägliche Erfahrung lehrte, sie sind recht eigentlich der Boden und das Feld für Kröger's Wirken und Streben. Der oben angedeutete gesellschaftliche Entwickelungsproceß mit seinen unmittelbaren Folgen ist zu einem mächtigen Anstoß für eine Reform der Kostpflege geworden, wie die Anforderungen an den Arbeiterstand, die unsere Industrie und Manufactur erhebt, zu einer Reform der Hauspflege theils geführt haben, theils noch führen werden.

Nur 2 Belege will ich noch anführen dafür, wie allgemein die Klage über die sogen. Kostpflege ist. In einem verificirten Protokoll über die Sitzung des Gemeinderaths der k. k. Reichshaupt- und Residenzstadt Wien vom 29. September 1861 sagt der Referent einer die Waisenreform leitenden Section (cfr. pag. 339 des Protokolls): „Im k. k. Waisenhause (die Wiener Commune gab damals einen Theil „ihrer Waisen in ein dem Staat zugehöriges Waisenhaus. D. V.) be„zahlt man für den Kopf jährlich 207 fl., in der Privatpflege aber „60 fl. Ist es hier nicht augenscheinlich, daß Personen, die ein Kind „unter den jetzigen Verhältnissen um monatlich 5 fl. in gänzliche Ver„pflegung nehmen, mit geringen Ausnahmen, und einzelne Menschen„freunde können hier bei einer Anzahl von 900—1000 Pfleglingen

„nicht in Betracht kommen, keine andere Absicht damit verbinden, als
„eben nur ein Geschäft zu machen?! Bei dem fast gänzlichen Man-
„gel an Controlle geschieht für die sittlich-religiöse Ausbildung dieser
„verlassenen Waisen in der Privatpflege in den meisten Fällen fast
„gar nichts, und so mit aller Macht, oft absichtlich der Demoralisa-
„tion und Prostitution in die Arme geschleudert, liefern uns die sta-
„tistischen Nachweisungen der Strafhäuser alljährlich ein gehöriges
„Contingent junger Leute, die aus solcher Pflege und Erziehung her-
„vorgegangen sind.“

Und aus Leipzig wird mir vom November 1862 geschrieben:
„Das Ausgeben der Waisenkinder in Familien ist fast ganz aufgege-
„ben, da man keine guten Erfahrungen machte; es erboten sich wohl
„Familien, die Kinder für billigen Preis zu übernehmen, doch waren
„dieselben trotz aller Controlle schlecht aufgehoben. Die Stadt baut
„ein Waisenhaus für alle ihr zufallenden Kinder.“

So viel über die Ursachen, die die Reformen hervorriefen. Bei
einer Ausführung begegnen wir überall der von uns schon wiederholt
besprochenen Bemerkung, daß in den Ansichten über die Principien,
nach denen die Waisenpflege zu üben sei, noch ein Chaos herrsche.
Hauspflege oder Kostpflege, Familien-Erziehung oder solche in größerer Gemeinschaft, Pestalozzisches Princip oder Erziehung durch Schulunterricht allein, Versetzung der Waisen in Ackerbau-Kolonieen oder
Erziehung derselben an dem Orte ihrer Angehörigen, den Waisen eine
gute, reichliche Existenz verschaffen oder sie mit ihren Bedürfnissen
an das knappste Maaß des Nothwendigen verweisen, die großen
Waisenanstalten in das Innere der Städte oder sie hinaus auf
das Land und in frische, freie Luft verlegen, die Kinder dem schar-
fen Zug einer militairischen Disciplin unterwerfen oder sie wo
nur immer möglich in ihrer kindlichen Entwickelung frei gewähren lassen und — was weiß ich noch für Ansichten und Anforderungen,
alle werden nicht bald da bald dort noch erhoben und aufgestellt, wenn
es sich um eine Reform der Waisenpflege handelt! Wir haben im
ersten Abschnitt dieser Schrift einen festen Boden zu gewinnen gesucht,
und unsere folgenden Betrachtungen, die den praktischen Gestaltungen
der Waisenpflege gelten, werden eine Probe für die Brauchbarkeit der
von uns gewonnenen Principien sein. Ehe wir aber näher auf die
Tagesfrage eingehen: „sollen wir unsere Waisen in Anstalten erziehen

oder sie zu Pflegeeltern geben?" möge es uns gestattet sein, über die Capitalfrage ein Wort vorauszuschicken: „Welche Bedeutung hat die sogenannte Familien=Erziehung?"

Ja, wir können gleich im Vornherein unserer Antwort die Bemerkung nicht unterdrücken. Es ist mit diesem Wort der Familien=Erziehung in den letzten Jahrzehnten ein wahrhaft gedankenverwirrendes Schauspiel getrieben worden.

Zeichnen wir doch nur einmal recht lebendig das Bild einer Familie, deren Leben einen sittlichen Charakter haben und dadurch einen bessernden Einfluß auf ihre Glieder gewinnen soll.

Eine solche Familie muß also in erster Reihe eine Einheit in Mann und Frau darstellen. Das Leben der Eltern darf den Kindern nicht als ein Bild des Haders, Streits, des Unfriedens und der Last überhaupt vorkommen. Den Kindern gegenüber muß Vater und Mutter einen Sinn zeigen. Wo das eine Kind am Vater, das andere an der Mutter und sofort Rückhalt hat, wo die Kinder ihre Fehler und Uebertretungen mit kleinen Vorkommnissen bemänteln oder übertragen können, die in dem zweispaltigen, erzieherischen Verhalten der Eltern ihren Grund haben, da ist's mit der Begründung und dem Wecken von Pietät und Gehorsam vorüber.

Man wird mir hier antworten, ich solle doch den Verkehrston und die Lebensgewohnheit solcher Familien nicht verkennen und nicht so falsche Voraussetzungen und nicht Forderungen machen, die diesen Pflegeeltern gegenüber so gar nicht am Orte wären. Gut, ich will diese Forderungen und Annahmen fallen lassen, dann sprecht aber auch nicht mehr von dem sittlichen Einfluß und von dem Begründen der Moralität im Kinde in diesen Pflegefamilien. Entweder die Familien stellen auf sittlicher Grundlage ruhende Gesellschaftsverträge vor, und die Eltern verkehren miteinander in Eintracht, ertragen einander in Liebe, begegnen sich mit Achtung: dann wird auch der ganze volle und reiche Segen einer glücklichen Ehe auf die Kinder übertragen werden, und die in der Natur jedes Menschen liegenden sittlichen Principien werden unter jahrelangem Einfluß solchen Lebens in dem Kinde zu jener Festigkeit sich entwickeln, die die so hervorragende Hauptbedingung eines glücklichen Lebens ist. Oder die Familien leben im Triebrad der Alltagsarbeit und im Einerlei der Lebensnoth und Lebenssorge Jahr um Jahr fort, die Existenzfrage steht mit ihrer ganzen schweren Bedeutung täglich im Vordergrund aller Erwägungen von Mann und Frau: dann werden auch die Begleiter dieses Kampfes nicht ausbleiben, dann werden nicht die Verhältnisse und deren Entwickelungen, sondern die Personen, die die Träger derselben sind, angeklagt und mit diesem gesellschaftlichen Kampfe zieht der Kampf der Personen, mit ihm die sittliche Noth in den Verkehr der Ehegatten ein. Leute in gesicherter Existenz, Bauern in Hufenbesitz, wohlhabende Leute: sie nehmen keine Verlassenen und Waisen gegen eine Monatsbezahlung von 2—4 Thlr. in Pflege. Die unbemittelten, die armen Leute thun dies, und da frage ich Jeden, der sehen kann und nicht mit einem fertigen Schema seiner Anschauung in die Wirklichkeit eintritt, ob meine Behauptungen zutreffend sind?

Wir, der Analyse der menschlichen Dinge nahestehenden Aerzte sind nicht disponirt, den ethischen Grundlagen menschlichen Thuns jene sublimen Quellen, jene transcendenten Ausflüsse zu vindiciren, die die Kirchenmoral unserer Tage ihnen anweist und auf die sie die Genese des menschlichen Thuns zurückzuführen sich bemüht.

Aber eben weil wir über die Entstehung des menschlichen Ethos anders denken, weil uns die Grundlage des Sittlichhandelns sich nicht in dem Nebel eines ungestalteten genuinen Sittengesetzes auflöst: eben deßhalb verlegen wir auch in den Inhalt und Gehalt des Familienlebens den Schwerpunkt aller sittlichen Erziehung.

Wir kennen die Strömungen unseres öffentlichen, gesellschaftlichen Lebens zu gut, als daß wir die Familie nicht auch als beunruhigt von außen bei ihrer Erziehung halten und nicht wissen sollten, wie Dienstboten-, Mitschüler- und Spielgenossen-Aussaat vorübergehend Alles zu überwuchern scheinen, was elterlicher Einfluß zu gründen strebte, aber das modificirt wohl das Resultat für eine Zeit lang, aber es hebt die Bedeutung nicht auf, die die Familie für die sittliche Erziehung unserer Jugend hat.

Wir fordern aber Wahrheit, ganz unbedingte, rückhaltlose Wahrheit und Offenheit im elterlichen Verkehr oder in dem zwischen Eltern und Kindern, wir fordern Gehorsam seitens der Kinder, wir fordern Milde im Urtheil gegen Andere, nicht jenes Zahn um Zahn unseres Volks, wir fordern schließlich jene Besonnenheit im Urtheil, die auf die Gründe des Anderen hört, wenn wir sollen sagen können, daß in einer Familie für sittliche Empfindungen und Anschauungen der Boden bereitet werde. Wir hätten über das Einzelne wohl noch viel zu sagen. Der Ort erlaubt es nicht. Nur erwähnen wollen wir, daß es mit dem Herrschen des Gehorsams nicht so leichte Sache ist. Wahrlich, das Gehorchen ist leichter als das Gehorchenmachen. Unsere Kinder sind nicht ungehorsam von Haus aus, wohl aber läßt die Eltern-Erziehung den Ungehorsam entstehen. In einer gutgeleiteten Schulklasse, in einer Familie mit klarer Erziehung giebt es keine ungehorsamen Kinder.

Und Gehorsam der Kinder ist die Quelle aller Tugend. Er ist wie das das Wachsthum der Pflanzen erhaltende Wasser.. Ohne Gehorsam keine Pietät, ohne Pietät keine Achtung vor dem, was außer uns ist, vor dem, was wir nicht sind. Und auf der Anerkennung des Individuellen beruht die Liebe der Menschen unter einander.

Also nicht weil wir die Familie wenig, sondern weil wir sie unendlich hoch, weil wir sie für die allerbedeutendste Macht halten, im Kinde die Grundlage unserer sittlichen Empfindungen zu gestalten, und weil wir ferner diesen Theil der Familien-Wirksamkeit in die allervorderste Reihe der socialen Bedeutung der Familie überhaupt stellen, deshalb glauben wir sagen zu dürfen, es wird mit dem Werth der Familien-Erziehung in den unvermögenden Klassen unsers Volkes ein unerträglicher Humbug getrieben.

Die Schätzung ruht meist auf einem Vergleich, die „guten" Familien entstehen auf dem Boden der noch viel schlechteren, die Negative entscheidet, weil positive Forderungen an jenen Familiengehalt, wie ich ihn eben bezeichnete und wie er allein Garantien in der Erziehung zu bieten vermag, gar nicht erhoben werden.

Aber wie extra muros gesündigt wird, so auch intra muros. Hier ist das Thema der Familien-Erziehung ein noch wunderer Fleck auf dem Gebiet der modernen Phrasenmacherei und des leeren Wortgefechts.

Alle Hochachtung vor Jedem, der seine Kraft der Noth unserer Kinderwelt zugewendet und dreifache, wenn er dabei keine Hintergedanken politischer oder kirchlicher Natur hat und wirklich dafür sorgt, daß die Kräfte und Anlagen der Kinder eine reiche sittliche und intellectuelle Gestaltung annehmen, aber auch Ehrlichkeit und Offenheit dabei und keine Illusionen. Seit die moderne Frömmigkeit im Schwange ist, ist die „Familien-Erziehung" ein Schiboleth der Kirche geworden. Das Erziehungs-System von Mettray in Frankreich, das namentlich auf der ländlichen Arbeit ruht, ward durch Dr. Wichern zu einer Erziehung in und durch die Familie umgeschaffen. Es ward auf die Familie der Haupt- und Schwerpunkt gelegt. Nun, wir wollen in eine Kritik dieser Sache nicht eintreten. Jeder hat wohl mal hier, mal dort so eine Familie von 8—10—14 Jungen oder Mädchen in einem Rettungs- oder Waisenhause beisammen gesehen und sie brütend über dem Auswendiglernen ihrer biblischen Lectionen gefunden. Wir bitten, diese Familien-Erziehung neben die Erziehung einer wirklichen Familie zu halten, wo die Sittlichkeit nicht im Wort, sondern im freudigen Thun sich zeigt und wir meinen, die Kritik ergiebt sich von selbst.

Dies Wichern'sche, sogen. Familien-Princip, dessen Nothwendigkeit und Zweckmäßigkeit noch heute von tausend und aber tausend gedankenlosen Zungen nachgebetet wird, hat positiv aber auch negativ gestaltend auf die deutsche Waisenpflege eingewirkt. Positiv, indem lebhafter und lauter als je seit Wichern das Geschrei nach der Familienerziehung erhoben worden ist; negativ, indem dasselbe eine Abschreckungstheorie schuf, die eine Entwickelung des Familienprincips fernerhin verhütete.

Es ist bereits die Thatsache der Geschichte anheimgefallen, daß die moderne Orthodoxie ihren Boden nicht im deutschen Bürgerstand, sondern in jenem Theil des Adels, der reichen Bourgeoise und der haute finance gefunden hat, dessen Interesse unmittelbar an die Erhaltung eines stationären Zustandes der socialen Verhältnisse gebunden ist. Die Bürgerschaften, die in unseren Communalverwaltungen repräsentirt sind, haben jene exclusive kirchliche, jene specifisch christliche Richtung aller Orten Deutschlands abgelehnt. Da ergab sich denn bei den Waisen-Reformen in mehreren Städten die Thatsache, daß die Pläne, statt der bisherigen Erziehung der Kinder in einem großen Hause, den alten Waisenhauscasernen, diese vielmehr in kleinen Familien-Häusern erziehen zu lassen, daran scheiterten, daß man mit der Bildung solcher Familien auch das Einziehen der Wichern'schen Kirchlichkeit fürchtete. So erging es in Hamburg, wo Dr. Kröger mit größter Energie eine Gruppenbildung verlangte, ziemlich ähnlich ging es so in Berlin, wo nur dem Namen nach Familien-Häuser errichtet wurden, die diesen Namen auch im entferntesten nicht verdienen. Ja wir glauben ziemlich das Richtige zu treffen, wenn wir den Grund, aus dem seitens der Communal=Behörden aller Orten Deutschlands die Errichtung kleiner Familien=Häuser abgelehnt wurde, in der Hauptsache in der Befürchtung suchen, es könne damit auch gleichzeitig der Typus der Wichern'schen Frömmigkeit mit in die Waisenhäuser einziehen.

Wir kommen zur zweiten Frage:

B. Ist es nun besser, die Verlassenen und Waisen in eigenen Anstalten zu erziehen, oder sie in die „Ziehe", in in die „Kost", in kleine Familien in Stadt und Land zu geben und sie so in der Zerstreuung über einen Kreis, eine Provinz, ein ganzes Land erziehen zu lassen?

Darauf lautet die bündige Antwort, das richtet sich zunächst nach dem Geldbeutel der betreffenden Commune resp. der betreffenden Armenverbände. Eine gute Anstalts=Erziehung ist a priori und den nackten Zahlen nach allemal theurer als eine Erziehung in einer Familie gegen Entrichtung von Zieh=, Kost= und Pflegegeld, und zwar verhält sich der Aufwand der beiden Erziehungsmethoden in Deutsch= land zu einander ziemlich wie 3 : 1, d. h. die Anstaltspflege ist circa 3mal so theuer als die Kostpflege.

Hier ist also zunächst alle Reform, aller Wunsch auf ein Besser= werden, hier sind alle Neugestaltungspläne zunächst und vor Allem nach den Mitteln abzuwägen.

Einer Commune, die die Mittel absolut nicht hat, zumuthen zu wollen, ihre Waisen der Anstaltserziehung zu übergeben, ist unseres Erachtens nach nicht zu rechtfertigen. Es hieße das, die Contribuenten zu Gunsten Einzelner berauben. Hier ist, was wir oben, Kap. I. C, entwickelten, festzuhalten, die Waisenpflege ist Armensache und muß es bleiben. Sie läßt sich schlechterdings von keinem anderen Stand= punkte aus beherrschen und organisiren.

Wo also die Mittel fehlen, da ist die Waisenkostpflege die gar nicht abzuweisende Erziehungsmethode. Ich glaube nicht, daß sich die Familien nicht in hinreichender Anzahl finden sollten, die Verlassene und Waisen aufnehmen. Wenn man bisher zu wenig dafür be= zahlte, so lege man dem Pflegegeld zu, ja verdoppele es im Nothfall, man wird noch lange nicht die Summe zu tragen haben, die die

Anstaltspflege erheischt. Nehme man die Sache doch nur rein ge=
schäftlich, wie sie eben ein Geschäft ist und lasse alle Sentimentalität bei
Seite. Rede man nicht von dem „guten Werke“ an einer armen
Waise. Wer in ruhiger Besonnenheit ein Pflegekind in sein Haus
aufnimmt, hat sich zuerst zu berechnen, was kostet's dich, das Kind
zu erhalten? Wer das nicht thut, handelt unwirthschaftlich und un=
besonnen. Und ebenso haben die Armenverwaltungen den rein ge=
schäftlichen Boden zu betreten. Sie sollen die Höhe des Pflegegeldes
nach den Nahrungsmittelpreisen und nach den localen Verhältnissen
berechnen und feststellen. Ein Opfer Seitens der Familien verlan=
gen oder annehmen, ist durchaus falsch und ein verkehrtes Prinzip.
Die rein geschäftliche Behandlung der Sache ist geboten.

Also, mögen die Resultate der Waisen=Kostpflege auch noch so
laute Klagen hervorrufen, es ist gar kein Zweifel darein zu setzen,
Familien lassen sich noch in Menge finden, bei denen man die Kinder
unterbringen kann und wenn man mit dem Pflegegeld nicht so knickert,
wenn man das entsetzliche Prinzip des Mindestforderns verläßt,
auch so, wie die Kinder der unvermögenden Classen überhaupt bei
ihren Eltern untergebracht sind und erzogen (?*) werden. Auch kann
mit sehr gut organisirter Controlle und häufiger Revision, wenn irgend
möglich durch einen Arzt, mindestens die leibliche Noth von solchen
Pflegebefohlenen in der That abgehalten werden. Aber nie darf
vergessen werden, diese Methode der Waisenpflege rechtfer=
tigt lediglich und allein der Geldpunkt. Nur die absolute
Nothwendigkeit, die Finanzen zu berücksichtigen, vermag eine Armen=
Verwaltung von der Pflicht zu entbinden, ihre Verlassenen und Waisen
in einer eigenen Anstalt erziehen zu lassen. Und nur wo dieser
Geldpunkt zu dem maßgebenden für das System wird, da trifft das=
selbe mit dem der „praktischen“ Männer zusammen, die meinen, Kin=
der des Volks hätten vor Allem in die Kreise des Volks zurückzu=

-----

*) Ich säume nicht, auf den sehr lesenswerthen Bericht des Directors der
neuen Waisen=Anstalt zu Rummelsburg, Herrn Wilski, hier aufmerksam zu
machen, der auch über den hier besprochenen Punkt das Zutreffendste sagt. Er
ist enthalten in dem „Bericht über die Verwaltung des großen Friedrichs=
Waisenhauses zu Berlin“, Beilage zu Nr. 55 des Communalblattes der Haupt=
stadt Berlin vom 31. Dezember 1862.

kehren und müßten für dessen Anschauungen, Entbehrungen und Lebens=
weise zuerst und vor Allem erzogen werden.

Wir verweisen auf unsere obigen Ausführungen bezüglich dieser
Controverse.

Wo aber die Mittel gegeben sind, da ist die Anstaltspflege die
allein richtige und zuverlässige Erziehungsmethode der Waisen. Eine
gute Anstaltspflege ist auch nicht annähernd durch irgend ein anderes
Princip weder zu ersetzen, noch von demselben zu erreichen.

Es wäre ja auch ein Hohn gegen unsere Zeit, gegen die Er=
ziehungskunst, gegen die Bildungsmittel der Gegenwart, wenn nicht
besonnene, verständige und gebildete Männer mehr zu erreichen im
Stande sein sollten, als die Lebensweise einer im kleinen Gewerbe=
betriebe oder in der Schwerarbeit stehenden Familie an Mitteln der
Erziehung und Bildung darzubieten vermag.

Wir zählen nicht zu den Sanguinikern, die eben meinen, im
Kinde vom fünften oder sechsten Jahre an ließe sich alle Erziehung
berechnen und es müsse eine sittliche Qualität in den Gemüthern
sich schaffen lassen, wenn man's recht anfange. Wir wissen recht
wohl, mit welch' unüberwindbarer Gewalt schon in sehr frühem Alter
Charaktereigenthümlichkeiten sich gestaltet und Temperamentsrichtungen
sich entwickelt haben, mit deren Modification sich auch die erleuchtetste
Erziehungskunst oft ganz resultatlos abquält, aber Alles in Allem kann
gar nicht geläugnet werden, daß unsere Zeit der erzieherischen Mittel
eine so große Anzahl und auch solche von so durchgreifender Bedeu=
tung hat, daß eine gewisse Summe des Einflusses einem richtig an=
gelegten Erziehungsplan verbleiben muß und verbleibt.

Aber, und das bildet den dritten Abschnitt dieses Kapitels,

C. wie muß eine gute Anstaltseinrichtung beschaf=
fen sein?

Wir haben schon oben eine ganze Reihe von Ansichten über die
Waisenerziehung numerisch aufgezählt. Die Einen reden einer stren=
gen, militairischen Erziehung das Wort, die Anderen wollen den mil=
den Geist der Familie in die Anstalt übertragen wissen, die Stimmen
Dritter meinen, jede große Anstalt müsse in eine Anzahl kleiner zer=
gelt werden, während wieder Andere es vorziehen, daß gerade ein

einheitlicher Sinn über alle Theile der Anstalt herrsche und die ganze Masse der Pfleglinge leite.

Wie also ist eine gute Anstaltspflege einzurichten? Wir haben schon wiederholt davor gewarnt, mit dem Worte Familienerziehung zu rechnen. Es ist dieselbe wahrlich vornehmlich ein Wort. Soll ein großes Waisenhaus, wir wollen es nur zur Aufnahme von 300 Kindern bestimmt halten, in Familien getheilt werden, so dürfen, wenn die Sache getreu darstellen soll, was sie bedeutet, in jede Familie nur 6, höchstens 8 Kinder eintreten. Treten zu diesen 8 noch 2—4 Kinder der Hauseltern, so besteht die Familie bereits aus 8+4+2=14 Köpfen. Jeder wird mir zugeben, daß das schon ganz ausnahmsweise große Familien sind. Sie noch zahlreicher zu machen, heißt aus der Familie ein Pensionat bilden. Man kann ja Niemand verwehren, solch' ein Pensionat noch immer eine Familie zu nennen, wie man ein mächtiges Schloß ein Haus, oder einen Saal eine Stube nennen kann, aber das Wort thut's doch eben nicht. Mit der Bezeichnung „Familie" wird doch aus allen diesen Pensionaten, mag man sie nun so groß oder so klein machen, als man will, noch lange keine Familie.

Also zunächst nochmals eine ernste Warnung, mit dem Wort Familie keinen Mißbrauch zu treiben, da es für solche Organisationen keinen schlimmern Feind geben kann, als Illusionen. Nun aber soll nicht geleugnet werden, daß 8, ja 10 Kinder in einem Hause eine eingehendere, individuellere Behandlung zulassen und ermöglichen, als 2 oder 3 mal 8—10. Aber hier läßt sich nichts im Allgemeinen begrenzen. Hier hängt Alles von der erzieherischen Begabung der Personen ab. Ein guter Erzieher weckt in einem Pensionat von 50 Kindern mehr gute Sitte, Streben und Fleiß, als ein weniger tüchtiger unter 10. Die Person, nicht die Institution leiht die Garantieen. Nicht der äußere Rahmen bürgt für den Erfolg, sondern der Gedanke, der ihn beseelt. Nicht die Fassung und hätte man ihr das herrlichste, beste Aussehen gegeben, trägt die Bedeutung, sondern sie erhält ihren Werth erst von dem Bilde, das man in sie einspannt.

So mit dem Rahmen der Familie, in den man die Erziehung einzutragen strebt. Sehen wir ja doch alle Tage und aller Orten, wie unter äußerlich anscheinend gleichen Verhältnissen die heterogensten Erziehungsresultate sich ergeben. In der einen Familie finden wir 3—4 ber, finden alle materiellen Mittel reichlich vorhanden, die sonst zur Ausbildung der Jugend für förderlich und nützlich gehalten werden, und doch fröstelt uns, wenn wir den Charakter der Kinder sich offenbaren sehen. In einer anderen Familie begegnen wir 8 oder 10 Kindern, die Eltern vermögen kaum sich eingehend mit dem Einzelnen zu beschäftigen, es erziehen sich die Kinder unter einander gleichsam selbst und siehe da, es waltet ein Zug unter ihnen, der jede Hoffnung auf ihre einstige Tüchtigkeit fest begründet. Es ist in solchen Fällen dann meist die Meinung verbreitet, es entziehe sich eben, wie eine Vergleichung der Erziehungsresultate ja ergebe, diese Bildung von Sitte und Charakter aller Berechnung und stehe lediglich „in Gottes Hand". Wir haben schon oben einmal auf die Summe der Coefficienten bei jeder Kindesentwickelung hingewiesen und betonen hier nochmals die Schwierigkeit, im gewöhnlichen Leben sie in der Hand zu haben und in ihrem Einfluß zu beherrschen. Aber der Umstand, daß sich eben die Summe und Mannigfaltigkeit derselben so häufig der Beobachtung und damit der Berechnung entzieht, hebt ihr Dasein und ihre Wirkung noch nicht auf. Sie sind eben nur für unser alltägliches Auge, für den eiligen und so hundertfach durch Pflicht und Beruf besetzten Gang des Werkeltags nicht sichtbar. Aber da sind sie, wie die Auflösung der Stoffe im feuchten Schooß der Erde, zu dem der grünenden Bäume Wurzeln ihre feinen Enden und Fasern führen. Sie zu erkennen, ihrer Natur und ihrem letzten Grunde nachzugehen, das ist denkender Eltern und Erzieher ernstester Beruf.

Wahrlich, wir halten Ehe und Familie hoch, und sie sind uns die rechten Werkstätten der Sittlichkeit und der echten, reinen Humanität, aber eben deshalb wollen wir nicht, daß mit ihrem Namen und Rahmen Mißbrauch getrieben, daß die Illusion genährt werde, es sei schon Etwas geschaffen und erreicht, wenn man irgend einer Organisation diesen Namen gegeben habe.

Zugegeben aber, es sei das Beste, es würden in einem großen Waisenhause von ca. 300 Kindern Familien zu 8 Köpfen gebildet, ja wir wollen deren 10 gestatten, so müßten für diese Anstalt 30 Familien da sein. Da aber eine Familie ohne eigenen Herd, ohne eigene, in Etwas abgeschlossene Wohnung auch nur äußerlich zunächst nicht gedacht werden kann, so müßten 30 kleine Wohnungen, am

beſten 30 kleine Häuſer gebaut werden. Da aber ferner die Er=
ziehung eine gute ſein ſoll, denn, da wir die Mittel als gegeben an=
nehmen, waren die Kinder ja eben nicht an die Familien kleiner Leute
ausgegeben worden, ſo müſſen wir auch einſichtige nnd verſtändige
Hauseltern für jedes ſolches Haus haben. Nun ſind wir zwar nicht
etwa der Meinung, daß pädagogiſche Gelehrſamkeit Garantie darbiete
für eine gute Erziehung und vergeſſen die Tradition nicht, daß die
namhafteſten Pädagogen recht ſchlechte Erzieher ihrer eigenen Kinder
geweſen ſein ſollen, es wird uns aber doch wohl zugegeben werden,
daß die von Beobachtung, Einſicht und Nachdenken getragene Hand=
lungs= reſp. Erziehungsweiſe eines gebildeten Mannes mehr Garan=
tieen für den Erfolg darbietet, als der inſtinctive Tact einer ſogenannten
Volkslehrernatur. Es können alſo füglich auch die Familienväter oder
Hausväter jener kleinen Häuſer auch nur für ein anſtändiges Gehalt
zu gewinnen ſein.

Ja wir ſtimmen mit Dr. Kröger darin auch vollkommen über=
ein, auf dem Gebiete der Humanität iſt mit der bloßen Plusmacherei
nicht ausgekommen, aber die Summe der Koſten, die eine ſolche
Erziehung, welche zur knappen Noth noch eine wirkliche Erziehung
von Waiſen in der Familie genannt werden könnte, erheiſchen
würde, iſt denn doch eine zu ganz enorme, als daß an deren Aus=
führung im Ernſt gedacht werden könnte. Es ließe ſich noch der
eine Ausweg denken, daß der eine Hausvater der Bäcker, oder der
Schneider, oder der Schuhmacher, oder der Weber oder Tiſchler, ein
anderer ein Lehrer, ein dritter Schreiber u. ſ. f. der großen Anſtalt
ſei und ſo in einem doppelten Verhältniß zur Anſtalt ſtünden, daß
in jedem Familienhauſe eine Werkſtätte auch mit als Lehrmittel für
die manuelle Geſchicklichkeit der Kinder diene, wie daß ferner Areal
genug der Anſtalt zugehöre, um ſämmtliche Comeſtibilien für dieſelbe
mit den Kräften der Anſtalt zu gewinnen, aber die Doppelſtellung
der Hausväter, wie das Abgezogenwerden derſelben von ihrem eigent=
lichen Beruf ſcheinen mir 2 ſo bedenkliche Complicationen, daß ich
den Muth für eine Verwirklichung dieſes Syſtems nicht haben
würde.

Anders aber ließe ſich eine Verwirklichung des Familienprincips,
das den **Namen in der That** trüge, nicht wohl denken.

In Holländiſch Mettrah unweit der kleinen Stadt Zütphen iſt

allerdings das Familiensystem ausgeführt und gewährt ganz außer=
ordentliche Erfolge, aber wenn man die Sache auflöst, bleibt kein
Prophet für die Familie übrig, sondern es bestätigt sich die alte, von
mir oben schon angedeutete Erfahrung, es kommt nicht auf den Rah=
men, die äußere Organisation, sondern den Geist und die Seele an,
die derselben einwohnt. Holländisch Mettray hat nicht durch, sondern
trotz seiner Familien so überaus günstige Erziehungsresutate, daß
von 100 der verwahrlosesten und verwildertsten Knaben aus Amster=
dam und der Umgegend ca. nur 17 rückfällig werden und auf schlech=
ten Lebenspfad gerathen. Ich sage trotz der Familieneinrichtung, nach
der immer ca. 12 Knaben ein eigenes Häuschen bewohnen, denn da
die Kosten für verheirathete, erzieherisch gebildete Hausväter zu enorm
sein würden, so fungiren statt ihrer unverheirathete. Die Mutter,
das Weib im Hause fehlt! Das Ding heißt doch Familie! Die
Hausväter wechseln oft, von einem bleibenden Familiencharakter kann
keine Rede sein. Und siehe, die Sache geht doch, ja sie geht sogar
sehr gut. Sie geht aber trotz dieser Familieneinrichtung, denn —
es steht der Anstalt ein ganz vorzüglicher Director vor, der, hätte er
alle Knaben unter einem Dach oder wie sonst nur immer placirt,
ganz dieselben, vielleicht noch bessere Erziehungsresultate erzielen
würde. Also wieder und nochmals keine Illusionen durch Adoption
eines Namens, den die Sache nicht bezeichnet. Wir sahen in Berlin
ein Erziehungshaus, in dem die ca. 70—80 Kinder in sogenannten
„Familien“ von 20—22 Köpfen eingetheilt waren und diese unter je
einem unverheiratheten Aufseher standen. Nun die Einrichtung kann
ja ganz zweckmäßig sein, diese Abtheilungen aber mit dem Namen
„Familie“ zu bezeichnen, dazu hat man wahrlich nicht mehr Grund,
als die erste beste Feldhütte ein Haus zu nennen.

Die Wiener Gemeindebehörden errichten jetzt nach einem Be=
schluß des Gemeinderathes vom 24. September 1861 zwei Waisen=
musteranstalten, Waisencolonieen genannt, in der Stadt Wien selbst,
und zwar eine für Knaben, die andere für Mädchen. Jede dieser
Colonieen soll 4—50 Kinder, nicht mehr, aufnehmen. In der Be=
rathung über diesen Beschluß äußerte Gem.=Rath Dr. Berger:
„Der Zweck, welchen wir anstreben, ist die Verwirklichung der
„Familie für die Waisen. Da die Waisenkinder ihrer Familie,
„beraubt sind, müssen wir ihnen ein Surrogat für dieselbe schaffen

„und dieses Surrogat gewinnt einen um so höheren Werth, je mehr
„es sich der Familie nähert.

Auch die anderen Redner sprachen sich für die Errichtung dieser
Colonieen aus, weil „den Kindern damit das Familienleben — ein
„ihnen sonst verlorenes Gut — zurückgegeben werde.“ Wir kommen
unten auf diese Colonieen des Näheren zu sprechen, müssen es aber
auf das Allerentschiedenste schon hier zurückweisen, daß die Annahme,
ein solches kleines Waisenhaus mit 50 Kindern trage annähernd den
Familiencharakter, in einem einzigen Punkte zutreffend oder die Sache,
die den Namen ausdrücke, bezeichnend sei.

Nachdem wir nun das vielgenannte Familiensystem auf seinen
wahren Werth zurückgeführt zu haben meinen, erübrigt uns am Schluß
dieses Capitels auszuführen, welche Einrichtung einer Waisenerziehungs-
anstalt nach allen unseren Erörterungen nun als die richtige bezeichnet
werden muß.

Bei der vorwiegenden Rücksicht, die bei der Waisenerziehung auf
die Körperpflege der Waisen zu nehmen ist, steht die Entscheidung
darüber, ob die Anstalten inner- oder außerhalb der Städte*) zu errichten sind, in erster Linie. Auch diese Entscheidung läßt sich auf
keinem summarischen Wege und so, daß sie in jedem Einzelfall maaßgebend sein müßte, finden.

Die Oertlichkeitsfrage läßt sich nämlich von der Unterrichtsfrage
nicht trennen.

Die Unterrichtsfrage aber, das sahen wir eben, ist zunächst eine
financielle.

Welchen Grad der Schulbildung eine Commune ihren Waisen
gewähren will, das hängt von dem Geldbeutel der Commune ab.
Daß heute eine Stimme noch Aussicht auf Gehör habe, die sagt:
„ich habe wohl die Mittel, die Anlagen und Fähigkeiten dieses Kindes

---

*) Da kleinere Städte weder dem Bedürfniß noch den financiellen Mitteln
gegenüber in der Lage sind, auf die Errichtung eigener Waisenerziehungs-An-
stalten Bedacht nehmen zu müssen, so sind es ziemlich allein die großen Städte,
bei denen diese Frage zur Entscheidung, aber da auch zu einer von sehr ein-
greifender Wichtigkeit steht. Die Waisenpflege des platten Landes kommt bei
der Organisation der Anstalten noch wenig in Betracht. Die Principien würden
aus dem hier Gesagten, aber auch für die Verhältnisse des platten Landes leicht
zu gewinnen sein.

allseitig zu entwickeln, aber ich will das nicht thun", das haben wir
oben auf Grund unserer Darlegungen bezweifelt. Und deshalb bleibt
eben der financielle Punkt als der allein maaßgebende übrig. Die
Antwort in Bezug auf die Oertlichkeitsfrage einer Anstalt lautet daher
bündig so:

Hat eine Commune die Kosten nicht zu scheuen, so errichte sie
draußen vor der Stadt in einer Entfernung, die das Geräusch wie
die Atmosphäre, die die Stadt erzeugt, nicht erreicht, die Anstalt und
schaffe sich in derselben die Lehrkräfte und trage in sie hinein alle
die Lehrmittel, die eine tüchtige Schulbildung erheischt.

Es ist in diesem Fall die Lage der Anstalt draußen im Freien
der im Innern der Stadt oder auch in deren Vorstädten so ganz
unbedingt vorzuziehen, daß Jemand, der diese Dinge persönlich erfah=
ren und mit durchlebt hat, auch keinen Augenblick in Zweifel sein
wird, sich für die Lage der Anstalt **vor** der Stadt zu entscheiden.

Auch wer nichts von dem unmittelbaren physischen Einfluß weiß,
den das Sonnenlicht auf den Stoffwechsel und somit auf das Wachs=
thum des kindlichen Körpers übt, der vermag doch von dem Leben
und Lust schaffenden Einfluß der sonnigen, freien Luft zu erzählen.
„Draußen im Freien", was haben diese Worte für einen Klang in
dem Ohre des Städters, zumal dem Bewohner der Großstadt! Ja
draußen im Freien geht einem das Herz auf. Und hinaus in's Freie
gehören die Kinder, daß sie wachsen und gedeihen, denn im Umher=
tummeln des Körpers im Spiel, in geordneter Gymnastik wie in
der Arbeit, da erstarkt der kindliche Körper und entfaltet seine Kräfte.

Aber wohl gemerkt, das darf nicht mit dem Preis einer guten
Schulbildung erkauft werden*).

Kann oder will eine Commune da draußen in der Anstalt **vor**
der Stadt die Lehrkräfte und all die Lehrmittel nicht schaffen, die
eine tüchtige Schulbildung ermöglichen, dann opfere sie lieber den
großen Gewinn der freien Lage und errichte die Anstalt **in** der
Stadt, wo Lehrkräfte und Lehrmittel gegeben sind.

So wird meinen Lesern wohl klar sein, warum ich oben sagte:

---

*) Wir werden im Anhang zu zeigen versuchen, wie mit diesem Kaufpreis
die große neue Berliner Waisenerziehungs = Anstalt insolvent geworden ist.

„Die Oertlichkeitsfrage läßt sich von der Untterrichtsfrage nicht trennen".

Ich zögere fast, die Feder für die obige Forderung der Lage jener Anstalten im Freien noch weiter zu führen. Es kommt mir an, als wollte ich über die Wohlthaten des Sonnenlichts oder über die Zweckmäßigkeit der Tugend reden. Erführe man's nicht zugleich im Leben, wie der Menschen Vorurtheile auch in die sonnenklarsten Verhältnisse ihre tiefen Schatten zu werfen vermögen, so würde man über die vorliegende Frage schweigen müssen. So mögen mir nur noch einige Bemerkungen gestattet sein.

Es giebt Leute, „praktische Männer", wie sie sich mit dem Behagen der Weisheit nennen, die immer klüger als die unmittelbar im Beruf stehenden Sachverständigen sind. Diese wissen auch viel von der Nothwendigkeit zu erzählen, daß die Waisen=Anstalten dem Leben nicht entfremdet werden, denn die in derselben zu erziehenden Kinder „gehören unmittelbar dem Leben an", haben sich nach ihrer Entlassung „unmittelbar im Leben selbst zurecht zu finden" u. dgl. m. Nun es ist eigentlich Sache der Pädagogen, sich für die Complimente, die in diesen Bekenntnissen liegen, selbst zu bedanken. Wir wollen nur auf die Nichtigkeit des Einwurfs mit einer flüchtigen Skizze hinweisen, die wir von dem Dasein solch einer Anstalt entwerfen.

Dieselbe liegt also draußen vor der Stadt, nicht niedrig und in der Nähe von stillstehendem Wasser oder hinter einem Gehölz, einem Waldrande versteckt, sondern je nach der Chorographie an der Nord=seite eines nach Westen oder Osten streichenden Thales, auf einem niedrigen Plateau, kurz auf einem der Luft, dem Licht und der Sonne zugänglichen Punkte. Die Seele jeder Anstalt, das ist ihr Director, ist ein denkender, gebildeter Pädagog. In dem Fall muß der Director ein Pädagog sein, da die Schule ein integrirender Theil der Anstalt ist. Die Schule hat aber eine zu hervorragende Bedeutung, als daß nicht deren Vertreter auch an der Spitze der Anstalt stehen sollte. Die Einheit jedes Ganzen muß in dem intellectuell bedeutendsten Theil desselben gefunden und gesetzt werden.

Die Eintheilungen der Anstalt haben je nach den Geschlechtern und den Schul= oder Beschäftigungsgruppen sich zu richten.

Als Laie im eigentlichen Lehrfach vermag ich nicht zu bestimmen, ob es besser, daß die Schüler einer Klasse auch in einer Abtheilung verbunden sind, oder ob es räthlicher ist, Kinder aller Altersstufen, die die Anstalt aufnimmt, in einer Abtheilung zu vereinigen. Es influirt dies eben nur auf den Theil der Organisation, der die äußeren Einrichtungen nicht zu verändern gebietet, und deshalb kann dieser Punkt im Kreis der Schulmänner selbst zum Austrag kommen. Bei weitem wichtiger ist die Frage, ob und in welchem Umfange die Arbeit in die Anstalt einzuführen ist? Diese Frage trifft die äußeren Einrichtungen. Ob die über 10jährigen Knaben und Mädchen die Stunden der Nachmittage arbeiten und ihre Kräfte im Dienst der Administration verwenden, also Spaten-Cultur oder jede Art anderer häuslicher Arbeit verrichten sollen, das ist auf Bau und innere Einrichtung der Häuser von unmittelbarstem Einfluß.

Nun — ich bitte die Herren Pädagogen, mein Urtheil aussprechen und begründen zu dürfen — ich bin für unbedingte Einführung der Arbeit in die Anstalt, nicht in dieselbe, weil sie Waisen für den Arbeiterstand heranbilden soll, sondern weil unser Leben Arbeit ist und sein soll, mögen wir stehen wo wir wollen. „Productiv sein", das ist der laute, große Ruf, den unsere Zeit an die Bewohner des Staats, an die Glieder jeder Commune, ja an die einzelnen Personen in jeder Familie ergehen läßt. Schaffen, arbeiten im eigenen Interesse, das im rechten Verständniß der individuellen Existenz immer gleichzeitig das des großen Ganzen ist, und erwerben: das ist jedes Menschen gesellschaftliche Pflicht. Der Mensch aber, wenn er sich oder auch nur den Stand, dem er angehört, atomisiren, wenn er sich lostrennen will von dem Ganzen, wenn er die Solidarität, die für die Menschheit gilt, leugnen will, perhorrescirt diese Pflicht, setzt an ihre Stelle Ausnahmspflichten, denen er die Ausnahmsrechte im Lauf der Dinge auch meist noch vorzieht und über diesen jene vergißt, und ruft damit unwiderleglich Conflicte hervor. Es ist somit die Arbeit des Einzelnen das oberste sociale Gesetz, das unbedingte Anerkennung von allen Kreisen der menschlichen Gesellschaft finden muß, wenn Eintracht und Friede herrschen soll. Das ist der Grund, der uns bewegt, die Arbeit in die Schule eingeführt, den Schulunterricht mit der Arbeit verbunden wissen zu wollen.

Ich glaube, im Lauf dieser Arbeit die Bedeutung des Unterrichts nicht verkannt zu haben, ich will um den Preis eines guten Unterrichts selbst auf die so wichtigen Anforderungen der Oertlichkeitsfrage verzichten und habe oben erklärt, ohne eine gute Schulbildung könne ich mir eine sittliche Erziehung unserer Jugend nicht denken. Ich glaube also den Vorwurf, ich wolle die Schule beschränken, nicht zu verdienen. Aber die Herren Schulmänner mögen mir die Behauptung nicht übel nehmen, daß in der Schule noch mehr, ja noch ungleich mehr geleistet werden könne, daß eine Zusammenfassung, eine Verschmelzung des Lehrstoffes noch sehr wohl ausführbar und damit die angeblich unlösbare Zeitfrage in ihrem Wesen doch noch zu lösen sei. Ihr Herren vom Unterricht, einmal die Hand auf's Herz, könnt Ihr nicht mit der Vormittagszeit, d. h. 4 Stunden täglich, in Eueren Schulen auskommen, wenn Euch einmal die Kirche freie Hand ließe??? Nun Ihr könnt nicht frei und frank antworten, da die Schule eben nicht frei, sondern ein Theil der Kirche und zwar ein von derselben abhängiger Theil ist. Die Frage wird ihre Antwort über kurz oder lang doch finden und der Zeit sehe ich mit meiner Behauptung getrost entgegen. Mag aber die Entscheidung auch noch lange auf sich warten lassen, wir dürfen nicht müde werden, die Arbeit für die Schule zu fordern. Und in diesem Geist, in dem Sinne dieser durchaus pädagogischen Anforderung, im entferntesten nicht aus einem Nützlichkeits= prinzipe oder aus der Absicht, durch oder mit der Arbeit das Kind für ein specielles Erwerbsfach vorzubereiten, wollen wir die Arbeit in die Schule, wollen wir sie in die Erziehungsanstalten, wollen wir sie auch in unsere Waisenanstalten eingeführt wissen.

Auch hier genügt es, die Prinzipienfrage erörtert und eine bessere Norm gefunden zu haben. Das Detail der Ausführung hängt so von individuellen Verhältnissen ab, daß es ganz unmöglich ist, im All= gemeinen anzugeben, so und so müssen bei dem Bau einer Waisen= anstalt die Arbeitsräume gebaut und eingerichtet sein.

Wie viel Areal gehört zu einer Anstalt, welche Ertragsfähigkeit hat der Boden, ist derselbe zu melioriren und der Spatencultur zu unterwerfen? Eignet sich derselbe zu dem Gemüsebau? Ist Obst auf demselben zu bauen? Und ferner: Sind die Mittel vorhanden, um in jeder der Anstaltsabtheilungen je in einer Werkstätte oder in je zwei derselben zu unterrichten? Giebt es Lehrkräfte, die auch hier unter= richtend und damit erzieherisch einwirken können? Weist die Lage der Anstalt, deren Klima, auf die Arbeit im Freien oder mehr auf eine in den Werkstätten hin? Heißen die Verhältnisse eine Verwerthung der Arbeitskräfte im Interesse der Anstalt selbst hauptsächlich ins Auge fassen oder ist es zweckmäßiger, für einen Absatz von Arbeitsgegenständen nach außen hin Bedacht zu nehmen? Ist vielleicht Seidenraupen-, Obstbaumzucht 2c. zu unternehmen?

Es reihen sich an das Prinzip den individuellen Verhältnissen nach solche Gestaltungen ganz von selbst, und es ist eben so unmöglich als es werthlos ist, im Allgemeinen diese Einrichtungen detailliren zu wollen. Wenn eine prinzipiell richtige Anschauung der Sache gegeben ist, findet sich die Ausführung von selbst.

Recapituliren wir die bisherigen Forderungen an ein NormalWaisenhaus und vollenden dann unser Bild von demselben. Die finanziellen Mittel für den Zweck der Waisenpflege, auch die für eine tüchtige Schulbildung im Sinne der eben von uns entwickelten Prinzipien also vorausgesetzt, verlangen wir:

1. Die Waisenanstalt liege auf dem Lande, d. h. mindestens ½ Stunde vor den Thoren resp. Vorstädten einer großen Stadt.

2. Der Director der Anstalt sei ein gebildeter, mit den Anschauungen der Gegenwart vertrauter Pädagog und natürlich auch Director der Anstaltsschule.

3. Je nach den individuellen Verhältnissen der Anstalt werde die Arbeit mit zu einem Theil der Erziehung gemacht, ohne die Schulbildung dadurch zu beschränken.

Und nun in der Zeichnung des Bildes solch einer Musteranstalt weiter. Sie läßt sich noch in den beiden Forderungen zusammenfassen:

4. Die Gesundheitspflege der ganzen Anstalt ist einem in der Anstalt wohnenden Arzt übertragen, der keine anderweitige ärztliche Praxis übernehmen darf und

5. Die Abtheilungen der Anstalt, die füglich 30—50 Köpfe stark sein können, sind in einzelnen Häusern untergebracht.

Was den vierten Punkt betrifft, so brauche ich ja nur an das Verlangen unserer Familien nach einem Hausarzt, der immer der erwünschteste ist, wenn er ein rechter Kinderarzt ist, zu erinnern. Was da ein Arzt, der der rechte Berather der Eltern ist, für Segen stiften, für Unheil verhüten, in welch ganz unschätzbarem Grade er die Gesundheit erhalten und Krankheit verhüten kann, das ist zu bekannt, als daß es noch der Beweise bedürfe.

Es machen die Aerzte kein Geheimniß mehr daraus, daß der wirklich erfolgreiche Theil ihres Wirkens auf dem Gebiet der Prophylaxis und Hygieine liegt und daß gegen die Epidemieen z. B. ein Kampf mit Erfolg nicht mit den Waffen des Arzneischatzes, sondern mit denen der öffentlichen Gesundheitspflege und mit Hilfe der Medicinal-Polizei, als der Executive derselben, geführt werden kann.

Nicht das ist die Hauptsache, daß ein Arzt die Behandlung übernimmt, wenn sich ein endemisches Augenleiden in einer Anstalt entwickelt hat, wenn in Folge schwer verdaulicher oder in zu großen Mengen genommener Speisen sich Dyspepsieen verbreiten, wenn die heimlichen Sünden sich in den Mienen der Kinder spiegeln, wenn die Beschäftigungsweise eine Reihe von Erkrankungen setzte, wenn die verdorbene Luft der Schlafsäle der Träger contagiöser Stoffe geworden ist u. s. w., sondern der Arzt soll in einer Musteranstalt Prophylaktiker sein und sein Ruhm ist es nicht, Erkrankungen zu heilen, sondern dieselben nicht entstehen zu lassen.

Aber die Hygieine hat nicht nur ihren negativen, sie hat auch ihren positiven Theil. Sie hat das Maaß leiblicher Beschäftigungen neben dem der sitzenden Lebensweise und der Schularbeit zu bestimmen, sie hat auf eine Bespeisung zu bringen, die in der recht vertheilten Weise die Hauptrepräsentanten der menschlichen Nahrung enthält, an ihr ist es, zu sorgen, daß die Kinder in eine allseitige, kräftige Entwickelung ihres Körpers eintreten, daß sie zu blühendem Aussehen gelangen und jene ganze, das Herz erfreuende Frische jugendlicher Gesundheit an sich tragen.

Wir halten von dem geistig trägen Kinde, von einer keine Intelligenz aussprechenden Energielosigkeit der Sinnesthätigkeiten in demselben, wir halten von dem dicken, strotzenden Kinde nichts, dem wir so oft auf dem Lande oder in kleinen, Ackerbürgerei treibenden Städten begegnen, nichts, wir schätzen Körperkraft am Kinde ohne Pietät, Gehorsam und intelligenten Fleiß gar nicht und wollen keine physische Leistung, die nicht ein menschenwürdiges Antlitz trägt, aber wir weisen auch all das Lernen unserer Kinder bei schlaffem Körper und bleichem Gesicht, bei müdem Wesen und energieloser Haltung zurück als einen für die Charakter- und Willensbildung völlig unfruchtbaren und durchaus hoffnungslosen Boden.

In einer Waisenanstalt und wenn deren Pfleglinge nur einige

Hundert sind, hat die Gesundheitspflege ihre recht eigentliche Stätte, da vermag sie wahrhaft ihre Triumphe zu feiern, da giebt sie mit vollen Händen aus ihrem Schatz zurück, während sie im bürgerlichen Leben nur selten eine Annahme ihres Angebotes erfährt. Und gerade in der Kinderwelt, da erhebt sich der Tempel der Hygiea in all seiner Schönheit, weil die Beschädigungen an der Gesundheit noch verhältnißmäßig selten den Charakter der Unheilbarkeit tragen.

Wir verkennen natürlich die großen Schwierigkeiten nicht, die solchen Anschauungen von Seiten der „praktischen Männer" entgegengestellt werden. Ihnen paßt es ja nicht, daß ein neues Element schaffend und gestaltend in die von ihnen gut geheißene Waisenpflege eintrete. Das turbirt ja ihre Vorstellungen von dem, was solch einem Waisenkinde gut ist. Das trägt ja den Stempel des Neuen und Neuerungen setzen immer einen „unruhigen Kopf" voraus, der mit dem seit Jahrzehnten hergebrachten und „erprobten Alten" unzufrieden ist. Auch sind ja im Sinne dieser praktischen Männer die Waisenkinder nur mit der stadtväterlichen weißen Salbe der sogenannten „Liebe" zu behandeln und gegen eingeschlichene Verirrungen, gegen vorhandene Fehler darf nicht mit dem heilenden Instrument der wirklich zugehörigen Arznei operirt, es dürfen die Sachen nicht bei dem rechten Namen genannt und die Hilfe darf nicht an die Wurzel gelegt werden, sondern bestehende Uebel muß man mit dem ganzen Apparat der gesellschaftlichen Klugheit zudecken.

Alle diese Schwierigkeiten aber, über die leicht ein Buch mit dem obenerwähnten Motto zu schreiben wäre: „mit der Dummheit kämpfen Götter selbst vergebens," dürfen keinen seines Berufes nicht überdrüssig gewordenen Arzt abhalten, immer wieder laut und energisch die Forderung auszusprechen: „In die Kinderwelt hinein gehört die Hygieine und in eine Waisenerziehungs-Anstalt ganz besonders!" Und aus dem naheliegenden Grunde ganz besonders, weil die Verlassenen und Waisen meist einer Pflege seitens ihrer Eltern oder Angehörigen entstammen, die alles eher als ein Muster gesundheitgemäßen Lebens war. — Frühe aber werden die Keime zu der Invalidität des späteren Alters gelegt und deshalb ist eben der Arzt in dieser frühen Zeit unseres Lebens der rechte Helfer des Menschengeschlechtes.

Doch genug über diesen 4. Punkt unserer Anforderungen an ein gutes Waisenhaus. Die Thoren werden doch nicht hören, und die Einsichtsvollen haben die Motivirung unserer Forderung verstanden.

Ich komme zu dem 5. Punkt, daß die einzelnen Anstaltsabtheilungen in einzelnen Häusern untergebracht werden. Wir können natürlich diese kleinen Waisenhäuser, diese Pensionate, Colonieen, Abtheilungen, Etablissements 2c. oder wie man sie immer bezeichnen mag, nicht mit dem schönklingenden Namen der „Familien-Häuser" bezeichnen, da sie eben nun und nimmer Familien sind. Auf den Namen kommts dann weiter nicht an. Es gilt nur ein falsches Spiel zu vermeiden. Es sind „Anstalts-Abtheilungen" und so können sie heißen. Und nun unser Botum bezüglich ihrer Nothwendigkeit.

Große Gebäude haben weite Gänge, große Treppen, lange Corridore, tiefe Säle, sie sind für die Bewegung, für das Leben der Massen eingerichtet. Der Einzelne würde verschwinden, es sind immer Massenbewegungen, die sich ganz von selbst in ihnen organisiren. Der Einzelne muß im großen Haufen verloren gehen. Es giebt der Ecken, Winkel und Verstecke natürlich viele. Das Gehen und Kommen, das Hin- und Herführen erheischt, wenn nicht das Bild der Unruhe und der Unordnung entstehen soll, eine ganz besondere Präcision und einen militairischen Zug. — Hunderte können, wenn Treppen, Corridore, zu passiren, wenn Eß- und Schlafräume aufzusuchen sind, nicht im freien, zügellosen Schritt oder Lauf sich bewegen. Es muß Disciplin herrschen, sonst würde das Bild der Wildheit und der Zerstörung in jede sonst auch noch so trefflich geleitete Anstalt einziehen. Im Tempo-Schritt und Tritt der Massen muß der Einzelne verschwinden. Das kleinere Haus mit 40—50 Kindern bildet keine Familie, wohl aber gestattet es eine freiere Bewegung des Einzelnen, wohl erlaubt es Gehen und Kommen in persönlicher Ungezwungenheit. Im kleineren Haus hat der Einzelne von seiner Eigenheit, seinem individuellen Gebahren, seinem ganzen persönlichen Habitus einen bei Weitem kleineren Theil an das Interesse der Hausordnung und Hausdisciplin abzutreten, als im größeren. Diese Freiheit der Bewegung ist aber eben die Freiheit der Jugend. Gehorchen muß sie in der Familie, wie in der Anstalt, wie in der Schule, aber so viel nur irgend möglich nimmt man die Beschränkungen freier individueller Bewegung von ihr. Es ist zu selbstverständlich, daß das Letztere dort in einem geringeren Grade geschehen kann, wo es geboten ist, Rücksicht gegen das Allgemeine bis in die kleinsten Tagesgeschäfte hinein zu nehmen. Diese Blätter sollen ihren Weg in die Oeffentlichkeit nehmen; es ist somit Jedem möglich, meine Behauptungen zu rectificiren. Ich bin aber fest überzeugt, ich werde nicht eine Stimme hören, die sagte: „Es ist besser 3, 4, 500 Kinder in einem großen Haus, unter einem Dach, unter dem Schall einer Glocke, nach dem Ruf einer Hausordnung zu erziehen, als sie zu 30—50 Köpfen — je nachdem — in einzelnen Abtheilungshäusern zu placiren." Nochmals, nicht eine Stimme wird sich dafür aussprechen, es wäre denn eine, die dies Erziehungsfeld nur aus Büchern und nicht aus eigener Erfahrung kennte.

Der geringere Grad also, in dem der Einzelne von seiner indi= viduellen Bewegung und seiner Charaktereigenthümlichkeit der großen Masse zu opfern hat; die größere Leichtigkeit, ein kleineres Haus der frischen Luft und dem Sonnenlicht zugänglich zu machen, als ein gro= ßes; die Möglichkeit, bei doch ausbrechenden epidemischen Erkrankungen die Krankheit auf einen kleineren Kreis beschränkt zu sehen, wenn sie in einem solchen Abtheilungshaus ausbricht, als wenn sie in ein gro= ßes Anstaltsgebäude einzieht; die ungleich geringere Aufwendung dis= ciplinarischer Mittel, um 30—50 Kinder in einer ansprechenden, ge= fälligen und freien Umgangsform zu erhalten, in einem kleinen Hause als 6 × 50 in einem 6 × so großen Hause; die in jedem Punkt bis auf die Reinhaltung von Waschnapf und Schüssel, von Teller und Gabel, bis auf das Putzen von Schuh und Knopf sich erstreckende ungleich leichtere Durchführung der Hausordnung in einem solchen Abtheilungshaus als in einem einzigen großen Anstaltsgebäude; die in Folge des freieren, persönlichen Verkehrs erhöhte Mittheilung und Annäherung der Kinder unter einander und die dadurch bedingte grö= ßere Summe des Einflusses der Begabten und sich Auszeichnenden: das und eine Reihe von Verhältnissen, die erlebt sein wollen, um sie so recht in ihrer erzieherischen Bedeutung zu schätzen, lassen eine Ver= gleichung der beiden Systeme, die wir füglich mit dem Namen des „Kasernen"= und „Abtheilungs"=Systems bezeichnen können, in der That kaum zu. Es prävalirt für eine große Musteranstalt, die die Schule in ihren eigenen Räumen hat, das Abtheilungs= system in der That in jeder Beziehung.

So sind wir am Ende der Motivirung jener von uns aufgestell=

ten Anforderungen an eine große Waisenerziehungs=Muster=
anstalt.

Eine gesunde Lage der Anstalt auf dem Lande, in einer Entfer=
nung von der großen Stadt, die leicht zurückzulegen ist.

Eine einheitliche Leitung derselben durch einen Director, der
gleichzeitig Director der mit der Anstalt verbundenen Schule ist.

Eine Verbindung des Pestalozzi'schen Erziehungs=Princips mit
dem Schulunterricht.

Die Einführung der Gesundheitspflege durch einen sie ansüben=
den Anstaltsarzt; endlich

Die Vertheilung der Kinder in Abtheilungshäuser:

Das sind die Punkte, die wir für eine Waisenerziehungsanstalt
als die Bedingungen bezeichnen müssen, ohne deren Erfüllung die
Waisenpflege den Ansprüchen unserer gesellschaftlichen wie humanen
Bildung nicht genügen kann.

Dann aber hat eine Commune in Fülle für die ihr zugehörigen
Waisen gesorgt, dann hat sie nicht bloß gethan, was die vulgäre öffent=
liche Meinung fordert, nein sie hat auch den Ansprüchen der erleuch=
tetsten Humanität genügt, indem sie nicht blos den Aermsten der
Armen Haus, Hof, Dach und Fach, Nahrung und Kleidung gab,
sondern durch die reichste Fülle erzieherischer Momente und der be=
währtesten Bildungsmittel jedem Einzelnen die Hand bot, durch eine
Entwicklung aller körperlichen und geistigen Kräfte die höchstmögliche
sittliche und intellectuelle Bildung sich anzueignen und so eine persön=
liche Leistungsfähigkeit zu erreichen, die das einzige Mittel ist, für
immer aus dem Kreise der consumirenden Armenbevölkerung heraus=
und in den Kreis der productiven Arbeit einzutreten.

Und die begeistertsten Anhänger der Kostpflege wollen wir in
solch eine Anstalt hineinführen und sie werden bald für ihre Organi=
sation gewonnen sein.

Und in der That, was könnte es geben, das da noch fehlte!

In der Schule, da ist Leben und Streben. So weit die Kinder
aufzunehmen und zu verstehen vermögen, so weit bietet man ihnen
Wissen und Kenntnisse dar. Es soll keine Beschränkung geben in der
Schule, als die, die die Lehrer dem Lehrstoff selbst setzen. So weit
die Anlagen der Kinder reichen, bietet ihnen die Schule Speise und
Trank dar. Die Schule, die mit allen erforderlichen Lehrmitteln aus=

gestattet ist, unter denen eine Sammlung der instructivsten Apparate und Maschinen aus dem Gebiet des alltäglichen Lebens nicht fehlen darf, ist so recht das Herz und der Kopf der Anstalt. Dort pulsirt, was Freude und Leben und geistige Bewegung und Lust am Lernen giebt. Und die Lehrer haben dort die Stätte ihres freudigen Wirkens, dort die Ernte der recht eigentlich ihnen zugehörenden Aussaat.

Und neben diesem Licht spendenden Centrum der Schule steht die Arbeit in ihrer eben so nützlichen als kräftigenden und Herz und Nieren frisch erhaltenden Gestalt. Da hören die Jungens auf, die Nase in die Bibel zu stecken, während sie, die Hände in den Hosen, dem heimlichen Laster ergeben sind, da ist das unselige Hinbrüten und Träumen verbannt, das jene Schularbeit so leicht erzeugt, die die Kinder nicht begriffen haben. Mit Tact im Singen ziehen sie die Nachmittage hinaus aus ihren Häusern an die Arbeit, oder bei schlechtem und Winterwetter in ihre Werkstätten. Die Einen pflanzen und gießen, die Andern graben und harken, wieder Andere karren Sand oder Erde, kurz die Bearbeitung des Bodens, auf dem sie leben und der sie ernährt, sie bebauen ihn mit ihrer Hände Arbeit selbst. Und unter ihnen und mit ihnen ist der Hausvater ihrer Ab=theilung, der ihnen die kleinen Vortheile bei der Arbeit erklärt, der sie beobachten heißt, der ihnen die Arbeit zu einer Freude macht. Und da kommt das Frühjahr mit seinem Keimen und Blühen und der Sommer mit seinem Wachsen und Reifen und der Herbst mit seiner Frucht und Freude und nach ihm der Winter mit seinen Unterhaltungen in Wort und Schrift und der Kreislauf des Jahres wird den Kindern zu einem Kreislauf des ihren Sinn weckenden Ler=nens und der ihr Wachsthum fördernden Arbeitslust.

Und da kommen die Anstaltsfeste, die sie alle zusammenführen die Kinder aus den Abtheilungen, und dazu die Turnfahrten und Dauermärsche, die früh ertragen lehren, was Anspannung der Kraft erheischt. Und mitten in der großen Anstalt, um die herum in wei=ten concentrischen Kreisen die Abtheilungshäuser liegen, da steht auch (ein Theil des großen Administrationsgebäudes) der Turnsaal, in dem die jugendlichen Kräfte zu jeder Jahreszeit gemessen und geprüft werden, wo Gewandtheit, Muth und Besonnenheit im Gebrauch der Kräfte gelehrt und gebildet werden.

Und da giebt es in der Anstalt noch die segenbringenden Con=

ferenzen, in denen der Director mit seinen Lehrern practische Erziehungskunde treibt, in denen jede schwierigere Erziehungsaufgabe den gewissenhaftesten Erörterungen unterworfen ist.

Und da ist der Arzt, der auf dem weiten Gebiet der Gesundheitspflege überall behütend und vorbauend thätig ist.

Und da sind die Frauen jedes Abtheilungshauses, die keinen Abend fehlen, wenn die Kinder ihre Schlafstube suchen, die immer ein bereites Ohr haben für die kleinen Wünsche und Bedürfnisse der ihrem Haus zugehörigen Pfleglinge.

Und da ist der Oekonomie-Inspektor, der gute Erbsen und Linsen, gutes Brod und reine Milch, der frisches Stroh und reine Wäsche schafft. Und wie lange müßte ich wohl fortfahren, um das Bild zu vollenden, das eine solche Anstalt dem Beschauer darbietet!

Da komme Einer und suche mit einer Familienerziehung, mit einer Kostpflege, mit einem Pensionssystem oder mit welcher Organisation er nur immer will, auch nur Annäherndes zu erreichen und der Muth wird ihm fehlen, die Hand wird ihm erlahmen, wenn er sich mit dem Geist der hier gezeichneten Anstalt näher vertraut machte.

Nicht jede Stadt hat aber die Mittel und wenn sie sie hätte, nicht jede Stadt hat ein so großes Waisencontingent, daß die Errichtung solch einer Anstalt ein Bedürfniß wäre. Es erübrigt mir noch, ein Wort über die dann wünschenswerthe Organisation zu sagen, über die Einrichtung in Verhältnissen also, wo der Schulunterricht nicht ein integrirender Theil der Anstalt ist. Mit 50, 100, auch 150 und 200 Kindern kann man nicht hinaus auf's Land ziehen und die Waisenpflege auf die in der Anstalt selbst gegebenen Lehrkräfte bauen. 400 Kinder und mehr, und je mehr je besser, machen wohl solch eine isolirte Lage möglich. Die Vertheilung der Generalkosten sowohl als die dann gegebenen Lehrkräfte sind ihrer Wahl und der Entstehung einer Anstalt, wie wir sie eben gezeichnet, günstig. Bei einem weniger zahlreichen Waisencontingent ist eine solche Organisation unausführbar. Kleinere Waisenanstalten mögen also auf dem möglichst gesunden Terrain in der Stadt und ihren Vorstädten selbst stehen. Die Lage im Norden oder Süden des städtischen Weichbildes wird wegen der in Deutschland herrschenden Winde die am meisten vorzuziehende sein. Gutes Trinkwasser ist ein Hauptrequisit an die Oertlichkeit, die zu wählen. Das Haus selbst muß möglichst frei und so

gebaut sein, daß es dem Licht und der Luft zugänglich ist. In letz=
terer Beziehung sind eine Ventilation der Schlaf= und Wohnräume
ganz unerläßliche Bedingungen und würde ich jedes Haus für
sehr ungenügend zur Aufnahme einer größeren Anzahl
von Kindern erklären müssen, dessen Ventilationseinrich=
tungen nicht zu jeder Jahreszeit gestatteten, Schlaf= und
Wohnräume mit frischer Luft zu versehen. Daß ein ge=
räumiger, sonnig gelegener Spielplatz bei dem Hause liegen muß,
versteht sich von selbst.

Der Schul=Unterricht kann aber füglich außer der Anstalt ge=
sucht werden. Es liegt gar kein Grund vor, der das verböte. Das
Waisenhaus soll den Kindern darbieten, was verständige Eltern ihren
eigenen Kindern geben. Das ist in erster Linie immer wieder zunächst
und vor Allem kindlicher Gehorsam und kindliche Pietät, die Eck= und
Grundpfeiler aller Sitte und guter Gewohnheit im Kinde. Zeige mir
Jemand in einem ungehorsamen Kinde die Keime der Wahrheit und
Humanität! Sie werden sich nicht finden. Braucht ein Vater, eine
Mutter aber den Lehrer, um ihre Kinder in Gehorsam zu erziehen?
Ich wüßte nicht. Das zweite und dritte oder dritte und zweite —
ich könnte an Bedeutung keines in die erste oder zweite Linie stellen —
sind Körper= und Verstandes=Cultur. Die letztere gehört der Schule
und wir Eltern alle — der Umfang des Hausunterrichts kommt
numerisch gar nicht in Betracht — suchen für unsere Kinder guten
Schulunterricht außerhalb unserer Wohnungen. Dasselbe kann,
ganz unbeschadet seines erzieherischen Zweckes, das Waisenhaus thun.
In der That, warum sollte dasselbe das nicht außerhalb seiner Mauern
suchen können, so gut dies jede Familie thut? Die Sache liegt ja
im vorliegenden Fall so, daß wir eine Waisenanstalt im Sinn haben,
die nicht so umfangreich ist, daß sie hinaus auf's Land ziehen könnte,
weil sie alle Mittel der Erziehung in ihrem eigenen Schooße trägt.
Wir haben es vielmehr mit kleineren Waisenhäusern zu thun. Ja
nun da kann sich die Entscheidung über die Art und die Wahl des
Unterrichts doch füglich nur darum drehen, ist außerhalb des Hauses
guter Unterricht und zwar in einer für die Kinder erreichbaren Ent=
fernung — wo wir einen Weg von 15 und 20 Minuten Weite nicht
scheuen würden — zu haben? Ist das nicht der Fall, nun dann
freilich hätte das Haus nicht dahin gebaut werden sollen oder, war

das nicht anders möglich, dann muß es die Schule in seinen eigenen Mauern anlegen. Ist das aber der Fall, ist guter Unterricht zu erreichen, wahrlich — wir provociren auf das Urtheil jedes mit der Waisenpflege vertrauten Mannes — es ist kein Grund, den Waisenkindern nicht die Schulmappe in die Hand zu geben und sie dahin wandern zu lassen, wo anderer Leute Kinder auch zur Schule gehen.

Wir haben schon oft ausgesprochen, welch großes Gewicht wir auf den Schulunterricht als Erziehungsmittel legen und wissen wohl, daß ein solches Waisenhaus die Ziele der Schulbildung im Innern der Anstalt sich selbst stecken könnte. Aber wir sagen nochmals, wozu das? Sind ihm die städtischen Schulen nicht gut genug? Dann verbessere diese die Commune. Oder sind ihr die öffentlichen Schulen zu gut? Wir können darauf ein zweites Mal nicht antworten und verweisen auf den ersten Theil unserer Arbeit, der die Prinzipien der Waisenpflege erörtert. Wir kennen überhaupt keinen zu guten Unterricht, also erst recht keinen für unsere Waisen, denen wir die Pflicht haben nachholen zu lassen, was ihre Kräfte nur erlauben und denen wir nur dadurch gerecht werden können, daß wir ihrer sittlichen und intellectuellen Bildung keine Schranken setzen. Vergessen wir nicht, daß wir ihnen und der Commune, die sie zu erziehen hat, den größten Dienst dann erweisen, wenn wir sie eine möglichst hohe persönliche Tüchtigkeit erlangen lassen. Entziehen wir ihnen kein Mittel zu ihrer individuellen Entwickelung, beschränken wir sie auch nicht im Unterricht, dann sind wir ihnen und den Gemeinden gerecht, die ihnen an Stelle der Eltern stehen. Nur auf diesem Wege verstopfen wir eine sonst unaufhörlich blutende Wunde der Armenbevölkerung!

Es ist nicht eine erdachte Unterstellung, sondern eine sehr häufig sich zeigende Thatsache, daß die Lehrer der Waisenanstalten Begabungen unter ihren Pfleglingen finden, denen sie nichts darbieten, die sie nicht fördern können, weil eben der Hausunterricht seine Grenzen hat. Bedient sich das Waisenhaus der öffentlichen Schulanstalten, so ist ihm in solchen Fällen, die wahrlich häufig sind, jede Hilfe möglich, das Kind besucht einfach die Schule, den Unterricht, der seinen Kräften und Begabungen zusagt. Ein guter Gärtner stellt jede Pflanze an den ihr gebührenden, an den ihrem Wachsthum günstigen Ort, die eine in den Schatten, die andere an's Sonnenlicht. Jede soll nach ihrer Art wachsen. Können das die Waisenhäuser nicht auch, und wäre das ein so unerhörtes Ereigniß, daß einige der befähigtsten Waisenkinder mit den Kindern der sogenannten besseren Stände e i n e Schule besuchten!?*) Können nicht die Einen ihren Weg aus dem Waisenhause nach der, die andern denselben nach jener Schule nehmen? Sollte nicht eine Schulgeldermäßigung für Waisen zu erlangen sein, sollte die Disciplin, die Ordnung, die Ueberwachung der Kinder dadurch leiden, daß die Kinder von verschiedenen Seiten, aus verschiedenen Schulen nach der Anstalt zurückkehren? Und sollten die „Väter der Stadt" nicht eine Freude daran haben, wenn ihre Kinder, denn die Waisen sind recht die eigenen Kinder der Stadt, zu den besten in den Schulen zählen? Unserer Schulmänner alte Klage ist's, daß sie in den Familien nicht die hinreichende Unterstützung ihres Erziehungswerkes finden. Wie, wenn nun das Waisenhaus, dem die Commune den „rechten Mann" geben kann, die Lehrer in der That unterstützte und die Waisen der Stadt die ersten und vorzüglichsten Schüler in den Schulen wären!

Und ist so nicht die unselige Absperrung endlich zu heben, in der die Waisen bisher so vieler Orten gehalten wurden? Sie sind ja unsere Kinder, Kinder des Gemeinwesens, dem wir angehören, warum sie dem Verkehr, dem gemeinschaftlichen Unterricht mit anderen Kindern entziehen!

Das ist die zweite „Form" der Waisenpflege, wie ich sie nennen müßte. Die erste: die ganz selbstständige große Waisenerziehungs-Musteranstalt draußen auf dem Lande.

Die zweite: das Waisenhaus mit Benutzung der öffentlichen Lehr- und Bildungs-Anstalten.

Die dritte bliebe die Kostpflege. Ihrer werden sich aller Wege kleinere Gemeinwesen, wie namentlich auch die Landgemeinden, bedienen müssen. Bei derselben ist eine gute Controlle, wie wir schon oben sagten, womöglich durch einen Arzt und der Bruch mit dem Prinzip des Mindestforderns entscheidend.

Wir haben nichts weiter über sie zu sagen. Die Kostpflege wird im Allgemeinen eine Sache der Speculation und wie wir ebenfalls schon oben sagten, eine der allergefährlichsten Art, nämlich eine Speculation auf die Dienstleistungen eines Kindes sein und bleiben. Wir

---

*) Confer. Nota 1.

leugnen nicht, daß es Fälle giebt, wo es die Kostkinder recht gut haben. Eine Garantie wird das Prinzip nie darzubieten vermögen, namentlich aber wird die Kostpflege an Mitteln für die intellectuelle Entwickelung der Kinder mit der Anstalts= und Hauspflege nie einen Vergleich aushalten. Damit schließen wir unsere Untersuchungen über die Prinzipien der Waisenpflege und unser Urtheil über die Organi= sation neuer Waisenpflege=Anstalten.

Der Anhang wird da und dort eine Lücke unserer Betrachtungen zu ergänzen vermögen.

Anhang.

Die Communal-Waisenpflege in Berlin.

Die Anzahl der Waisen, die von der Berliner Commune zu verpflegen sind, schwankt in den letzten Jahrzehenden zwischen 1600 und
1900. Sie betrug beispielsweise:

$$
\begin{array}{lll}
\text{im Jahre 1852} & 2005 & \text{Kinder,} \\
\text{\,,\quad\,, 1854} & 1717 & \text{\,,} \\
\text{\,,\quad\,, 1860} & 1706 & \text{\,,}
\end{array}
$$

Der Stadthaushalt pro 1863 giebt die Einnahmen der Gesammt-
pflege auf 32,545 Thaler, die Ausgaben derselben auf 94,030 Thaler
an. Bis auf einen Staats-Zuschuß von 25,000 Thaler jährlich ist
die Waisenpflege Berlins lediglich Sache der Commune. Die Art
der Pflege zerfällt in das Ausgeben der Kinder an Familien gegen
eine monatliche Bezahlung von 2 bis 4 Thaler, die sogenannte „Kostpflege" und die Erziehung der Kinder im Waisenhause selbst, die sogenannte „Hauspflege".

Im Jahre 1850 wurden im Durchschnitt 377 Kinder im Haus
verpflegt, im Jahre 1862 im Durchschnitt 430.

Die Kosten der Hauspflege waren

im Jahre 1800 bei einem Durchschnittsbestand von 261 Kindern	65 Thaler,
„ „ 1825 „ „ „ „ 211 „	75 „
„ „ 1850 „ „ „ „ 377 „	79 „
„ „ 1862 „ „ „ „ 430 „ circa	119 „

Da es hier nicht auf eine Statistik der Waisenhäuser ankommt, sondern uns das Princip der Pflege vornämlich beschäftigt, so will ich der Beurtheilung vorstehender Zahlen auch nur einen Anhaltspunkt bieten. In Hamburg, wo ähnliche Verhältnisse gegeben sind und auch Kost= und Hauspflege besteht und im Jahre 1861 342 Kinder im Haus und 70 Kinder bei Familien in Kost und Pflege standen, betrug der Aufwand für 1 Kostpflegekind circa 36 Thaler und für ein im Waisenhaus verpflegtes Kind circa 114 Thaler. Die Ge= sammtkosten pro 1861 waren 2c. 41,726 Thaler.

Wir haben uns in der vorstehenden Arbeit, und zwar für den Fall, daß die Mittel gegeben sind*), unbedingt für die Anstalts= oder Hauspflege entscheiden müssen. Wir haben dabei nie verschwiegen, daß dieselbe größere Mittel erfordert, als die Kostpflege bisher zu erfordern pflegte. Wir sind dabei aber auch stets der Berechtigung eingedenk gewesen, mit der jede Commune von der Anstaltspflege ver= langen kann: „Sie kostet zwar mehr, sie muß aber auch mehr leisten." Wir sind auf den Kostenpunkt der von uns gezeichneten Anstalts= Musterpflege nicht näher eingegangen, glauben aber versichern zu können, daß durch zweckmäßige äußere Organisation (wozu Einfachheit im Baustil und Einfachheit in allen einzelnen Bauausführungen ge= hört) der Anstalt und namentlich durch Einführung der Arbeit in dieselbe, deren Erbauungs= und Unterhaltungs=Kosten gegen bis= herige Erfahrungen wesentlich verringert werden können.

Das neue Hamburger Waisenhaus hat über ¼ Million Thaler, das neue Berliner Waisenhaus 319,000 Thaler gekostet. Das macht, dort 350, hier 450 Häuslinge angenommen, einen Bauaufwand von 700 Thaler pro Kopf oder bei 5 Procent Kapitalverzinsung 30 und einige Thaler Hausmiethe.

---

*) In jedem größeren Gemeinwesen mangeln diese Mittel heutzutage nicht. Bei zwei ganz gleich begüterten Personen fehlen nun zwar dem Einen die Mittel den Armen zu unterstützen, gänzlich, während der Andere verhältnißmäßig große Summen an die Armen ausgiebt. Es scheint also das Gegebensein von Mitteln in erster Linie von den Gedanken derer abzuhängen, die die Mittel haben. Auf diesen „Willen", zu geben oder nicht zu geben, kommt es bei öffentlicher Armen= pflege aber nicht in diesem Grade an, da die öffentliche Meinung bereits diese Pflichten in einem Grade controllirt hat, dem sich öffentliche Maaßnahmen nicht entziehen können. Diese aber öffnen die Kasse des Einzelnen auch „wider Willen".

In Berlin wie Hamburg kann eine Familie von 6 Köpfen (Vater, Mutter, Dienstbote und 3 Kinder) bei einer Einnahme von 1000 Thlr. jährlich und einer Wohnung von 200 Thaler eben leben, die Kinder aber gut erziehen.

Die Wohnungs-Miethe pro Kopf beträgt dann ebenfalls ungefähr genau dasselbe, nämlich einige 30 Thaler. Soll der Wohnungs-Aufwand für die Lebensstellung oder ungefähre Bildungsstufe unserer Bevölkerungsklassen ein Maaßstab sein, so müssen, dem Werth der Wohnung dieser Waisen entsprechend, auch die übrigen Bildungs- und Erziehungsmittel eingerichtet sein. Wäre dem nicht so, so würde ein Mißverhältniß in den Grundlagen dieser socialen Verhältnisse bei dem Bau jener Anstalten constatirt sein. Nun lassen wir das. Uns soll bei den folgenden Betrachtungen das Recht der Forderung an eine gute Anstalt leiten. „Kostest Du mehr, dann leiste auch mehr!"

Die Berliner Waisenhauspflege geschah bis zum Jahre 1859 in einem großen mitten in der Stadt gelegenen Hause ohne einen dem Zweck entsprechenden Hof- oder Gartenraum. Die Communal-Behörden trugen seit Anfang der 40er Jahre sich mit dem Plan, ein neues Waisenhaus zu bauen. Die Geschichte dieses Neubaues und die Phasen der darüber gepflogenen Verhandlungen und gefaßten Beschlüsse treu darzustellen, würde eine so umfassende und zum größten Theil doch nur lokales Interesse darbietende Arbeit erheischen, daß ich bei dem Zweck dieser Schrift an ein solches Unternehmen gar nicht denken konnte.

Ich will auch hier nur in kurzer sachgetreuer Darstellung die Principien bezeichnen, die bei dieser Reorganisation maaßgebend waren, will zweitens angeben, in wie weit dieselben zur Ausführung gekommen sind und werde drittens darauf hinweisen, welche Maaßnahmen die Commune zu ergreifen hat, wenn die jetzige Insolvenz der Anstalt, auf die ich oben bereits hingedeutet, gehoben werden soll.

Natürlich gruppirten sich die Reorganisations-Ideen um den Streit über den Werth von Kost- oder Hauspflege. Die Einen wollten die Neugestaltung der Waisenpflege auf die Vorzüge der Kostpflege, die Anderen auf die der Anstalts- oder Hauspflege gegründet wissen. Erst neuerer Zeit werden Entwürfe und Pläne zur Reform vorhandener oder zur Errichtung neuer städtischer Institute und Anstalten vor ihrer Berathung durch die städtischen Collegien gedruckt und so der reinigenden Luft der Kritik übergeben. Die die neue Schöpfung der Berliner Waisenanstalt betreffenden Aktenstücke gehören den ersten 50er Jahren an und sind nur zur Kenntnißnahme eines verhältnißmäßig sehr kleinen Theils der Communalbehörden gekommen. Die in ihnen enthaltenen maaßgebend gewordenen Promemorias und Entwürfe sind unzugänglich und so sind wir ebenfalls nicht im Stande, auf die letzten Motive der leitenden Ideen einzugehen. Was wir aber geben, geben wir auf Grund genauer Bekanntschaft mit den fraglichen Anschauungen und werden für die Richtigkeit unserer Darstellungen einstehen.

Ehe wir von den bei dem Bau der neuen, 1858 und 59 bezogenen Anstalt maßgebend gewesenen Ideen ein Bild geben, gedenken wir eines anderen Plans, die Waisenpflege zu reorganisiren, der zwar auch das Licht der Welt in der Presse nicht erblickt hat, der aber einen so nennenswerthen Kreis von Anhängern zählte und auf den ersten Blick ein so verlockendes Gepräge trägt, daß wir es nicht unterlassen dürfen, ihn zu schildern.

„Gebt, so forderten die Männer, die diesem Plan anhingen, die Waisen in Familien und, da die Verwaltung nicht über die hinreichende Anzahl ausreichend bewährter Kost-Pflege-Familien gebietet, schafft selbst in der freien Bevölkerung kleine Waisen-Familien. Zerstreut Eure anderthalb Tausend Berliner Waisen über die ganze Provinz Brandenburg oder den Regierungsbezirk Potsdam, wählt für den Erziehungsberuf besonders geeignete Familien, namentlich tüchtige Mütter in der Bevölkerung aus und überweist diesen je 12 Waisenkinder. Wenn in Mittenwalde, Storkow, Zinna, Zehdenick, Bernau 2c. 2c., oder wo die Verhältnisse es erlauben, auch in Dörfern, namentlich bei tüchtigen Landschullehrern und Geistlichen, wenn solche sich zur Uebernahme einer so schönen Pflicht bereit finden, solche Familien von 12 Köpfen — nicht mehr! — gebildet und über einen beliebig zu begrenzenden Umkreis von Berlin 50 oder 75 solcher Familien zerstreut werden, so können 600 oder 900 Waisen auf diese Weise unter einer die größte Sicherheit gewährenden Controlle in Familien erzogen werden. Damit gebt Ihr den Kindern, was sie verloren, eine Familie zurück, Ihr behütet ihre Individualität vor dem Verkommen in einer von der Waisenhaus-Ordnung zusammengehaltenen Masse, Ihr erhaltet sie genau in dem Lebenskreis, dem sie angehören,

Ihr nehmt ihnen für ihr ganzes Leben ihre Heimathlosigkeit und schafft den armen Verwaisten den für die erste Zeit ihrer selbstständigen Stellung im Leben so nothwendigen Anhalt an eine Familie, kurz Ihr laßt die anerkannte Wohlthat, die einem Waisenkind in dem Haus wirklich mütterlich sorgender Kost-Pflege-Eltern zu Theil wird, allen Euren Waisenkindern zu Theil werden, ja da Ihr die Leiter solcher Familien unter Eure ganz besondere Controlle und Verpflichtung nehmt, so schafft Ihr lauter ideale Kostpflege-Verhältnisse. Und wie einfach die Verwaltung! Statt kostbarer Anstalten, theuer zu stehen kommender Räume, complicirter Verwaltungs- und Kassen-Verwaltung, statt eines Heeres lediglich von Euch bezahlter und von Euch abhängiger Beamteten, statt einer Summe schwer zu übersehender Arbeit habt Ihr einen gut besoldeten Controlle-Beamteten für die in der Diaspora liegenden Waisenkinder-Familien und eine Kasse, die dem Herrn N. N. nach X. alle Quartale 200, 300 oder 400 Thlr. sendet. In dem Berliner Depot in Berlin finden sich allmonatlich diese Familienväter einmal persönlich ein, um Kinder zu bringen oder zu holen. Jahres-Prämien feuern die treuesten von ihnen zur Hingabe an ihren schönen Beruf an und Ihr habt die schwere, größte Last Eurer Vaterschaft in der zweckmäßigsten Weise auf die Schultern Berufener, treuer Pflege-Eltern übertragen. Da werden nicht Hunderttausende verbaut, da giebt's keine Sorgen um eine complicirte Verwaltung!"

Niemand kann läugnen, daß dieser Plan ebenso von ächter Humanität, als dem unserer Zeit zugehörenden Verständniß dictirt war, individuelle Entwickelungen wo nur immer zu respectiren, sowie die hohe Bedeutung der Familie für die Waisen-Erziehung zu verwerthen.

So lautete also in nuce der Plan, den die Gegner der Anstalts-Erziehung verfochten. Wie erwähnt, die Idee kam weder zu einer öffentlichen Discussion, noch weniger zu einer Veröffentlichung durch die Presse und die officiellen Berichte gingen schweigend über sie zur Tagesordnung. Wir haben in unserer Schrift bereits oft darauf hingewiesen, eine wie individuelle Gestalt die Waisenpflege oft annehmen muß. Die Anzahl der zu pflegenden Waisen, der Umfang der Communalmittel für Armen- resp. Waisenpflege, der Bildungsgrad der Communalrepräsentanz, die Arbeiterverhältnisse des Bezirks, wie die Erwerbsthätigkeit der betreffenden Bevölkerung, der

Character von Waldcultur, einfacher Landwirthschaft, Fabrikthätigkeit oder großstädtischen Erwerbslebens: sie haben alle, diese Verhältnisse, einen so unabweislichen Einfluß auf die Ausübung der Waisenpflege, daß es mit 1, 2 und 3 Formen der Waisenpflege im weiten deutschen Vaterlande nicht abgethan ist. vid. Nota 6. Aus dem Grunde halten wir den nur genannten Plan unter irgend welchen begünstigenden socialen Verhältnissen für recht wohl lebensfähig. Was ihn für Berlin unbrauchbar macht, ist die Unmöglichkeit, geeignete Familien aufzufinden. Es heißt den hier vorliegenden Verhältnissen gegenüber: „Suchet, Ihr werdet aber nicht finden."

Ganz wunderschön, wenn, wie da gehofft, jene Familien, jene qualificirten Eltern zu finden wären! Aber sie finden sich eben nicht. Gegen 10—12—14 Kinder (es giebt ja auch außer den 12 Waisenkindern noch eigene) im Hause und sie in gutem erzieherischen Zug zu haben, das ist eben keine leichte Aufgabe. Und nur wenn eine solche verständig und energisch gehandhabte Disciplin und die rechte sorgende Liebe in einem solchen kleinen Waisenpensionat herrschte, wäre auf einen Erfolg an Erziehung zu hoffen.

Wir kennen selbst ganz einzelne solcher Erziehungsnaturen, solcher instinctiver Pädagogen, wie sie zur Realisirung des Planes ganz geeignet gewesen wären, nichts ist für die Organisation größerer Verhältnisse aber bedenklicher, als dabei mit nur selten gegebenen Größen zu rechnen.

Und nun zur Schilderung der für das Bauprogramm der neuen Anstalt maaßgebend gewordenen Idee.

Sie ließ (darin lag und liegt noch heute, wie wir bald sehen werden, der **ungelöste Knoten**) die Kostpflege zwar in der Praxis bestehen, ließ sich aber über die Art, wie sich dieselbe neu gestalten müsse, nicht aus. Nach ihr sollte zuerst eine Waisenerziehungsanstalt geschaffen werden für die Aufnahme einer Elite der wirklichen Waisen. Wurden in einem Jahre z. B. 800 Verlassene und Waisen der Waisenadministration überwiesen, so sollten davon die besten (150—200) in die Anstalt aufgenommen werden, die übrigen 550—600 wie bisher der Kostpflege übergeben werden. Man wollte somit eine Anstalt für die guten Kinder haben. Dieser Plan entsprach durchaus den gegebenen Verhältnissen. Nach den Ursachen

des Verlassenseins und der Verwaisung traten in die Berliner Waisen=
pflege ein

	im Jahre	1859		1860	
in Folge des Todes der Eltern i. e.			%		%
	Waisen	198	22,5	197	23,5
„	der Verhaftung der Eltern .	139	15,8	124	14,8
„	heimlicher Entweichung der Eltern	283	32,2	254	30
„	der Aussetzung (Findlinge) .	5	0,6	4	0,5
„	der Unfähigkeit zur Erziehung	62	7,0	45	5,4
„	der Erkrankung der Eltern .	193	21,9	216	25,8
		880 Kinder		840 Kinder,	

während überhaupt aufgenommen werden mußten im Jahre 1859
880, im Jahre 1860 840 Kinder.

Bei diesen Aufnahmen sind die Altersstufen alle vertreten. Vom
neugeborenen Kinde an bis zu dem reifen, erwachsenen Mädchen von 15
Jahren werden die Kinder der Waisenadministration zugeführt. Welche
Vielheit der erzieherischen Aufgaben oder, da in vielen Fällen von einer
Erziehung gar nicht mehr die Rede sein kann, welche Mannigfaltig=
keit der Verpflichtung, familien= und heimathslos gewordene Kinder
nun noch für den Eintritt in das bürgerliche Leben vorzubereiten und
geschickt zu machen! Diesen Sonderzuständen wollte der vorgenannte
officielle Plan dadurch gerecht werden, daß er die besten der jährlich
zu recipirenden Kinder in die Waisenerziehungsanstalt aufgenommen
und die andern aus den vorgenannten oder anderen Gründen für
eine Aufnahme in dieselbe sich nicht eignenden Kinder in die Kostpflege
vertheilt wissen wollte. Der Plan raisonnirte ganz richtig in Bezug
der in den höheren kindlichen Lebensaltern stehenden Waisen so: Ein
Kind von 12, 13 und 14 Jahren, das die Freuden und Leiden des
knappsten Erwerbslebens der Berliner Großstadt in Bezug auf Woh=
nung, Geschlechtsverkehr, Arbeit und namentlich Fabrikarbeit kennen
gelernt, das oft, sehr oft bereits vagabondirend gelebt, die Zustände
des öffentlichen Lebens in Gefängniß, Kneipe und Schlafstätte oft bis
auf die Neige durchgekostet und oft genug dem Treiben der Prostitu=
tion nicht nur passiv, sondern activ nahe gestanden hat, dessen Schul=
pflichtigkeit im permanenten Kampf mit dem Streben der Eltern lag,
seine Kräfte und wenn es mit nichts Anderem als dem Bettel wäre,

zu verwerthen, kurz dem in Sprache, Sitte und Bedürfniß der Stempel unseres Proletarierlebens aufgeprägt ist: ein solches Kind kann, wenn es heimath= und familienlos wird, wohl noch neu gekleidet, zweckmäßig ernährt, reinlich gebettet und in körperlich wohl geordnete Verhältnisse gebracht werden, aber von einer Erziehung im eigentlichen Sinne des Worts ist keine Rede mehr.

Für das **ganze,** große Contingent der Berliner Waisenkinder war der Plan der neuen Anstalt **nicht** entworfen, für sie ward sie **nicht** gegründet.

Der Plan schloß ganz folgerichtig und auf dem Boden der gegebenen Thatsachen stehend, einen großen Theil der Verlassenen und Waisen von einer Anstaltserziehung aus. Was diese officielle Reform also eine Elite, was sie die besten der zu recipirenden Kinder nannte, das waren für sie die erziehungsfähigen. Für diese und nur für diese wollte sie die neue Waisenerziehungsanstalt errichten. Das war der eine gleichsam die äußere Organisation der Waisenpflege bezeichnende Punkt der neuen Schöpfung. Wir suchen nun den Charakter zu zeichnen, in dem diese Waisenerziehung in der neuen Anstalt selbst executirt werden sollte.

Vorher erwähnen wir noch, daß der officielle Plan die Errichtung eines Seminars zur Ausbildung von Lehrern für die städtischen Communalschulen (d. f. von der Stadt errichtete und wesentlich subventionirte Schulen für die Kinder der nicht wohlhabenden Klassen der städtischen Bevölkerung) mit der neuen Anstalt verbunden wissen wollte und daß das Bauprogramm diese Idee auch wirklich baulich ausgeführt hat.

Diese letztere Idee, die Dr. **Kröger** in seiner Waisenfrage weitläufig discutirt hat, schien von dort her auf die Berliner Verhältnisse übertragen zu sein. Was nun den zweiten Punkt des mehrerwähnten Planes betrifft, nämlich die innere, die pädagogische Einrichtung der neuen Anstalt, so wird es uns, wir gestehen es offen, schwer, eine Skizze davon zu entwerfen, da wir, obgleich recht vertraut mit den maaßgebenden Intentionen, doch kaum vermögen, den idealen Flug mitzumachen, der nöthig ist, um die Bleigewichte der Thatsachen nicht zu spüren und an die Ueberwindung von Schwierigkeiten zu glauben, die der einfache, nüchterne Blick erkennt. Hatte der erste, die äußere Begrenzung, die Umrahmung der neuen Anstalt betreffende Punkt sich lediglich an die Thatsachen angelehnt und dem täglichen

Bedürfniß Rechnung getragen, so schwebte der zweite zur reichlichen Hälfte thatsächlich in der Luft. Nach ihm sollte die neue Anstalt — wie es denn auch geschehen ist — „Familienhäuser“ zu je 50 Köpfen erhalten, jedes solches Familienhaus sollte in administrativer Beziehung ein möglichst geschlossenes und selbstständiges Ganze darstellen und von einem Hauselternpaar geleitet werden. Es sollte zu dem Ende seine eigene Küche, seine eigene Kleiderkammer erhalten, es sollte in derselben die Wäsche selbst gewaschen, es sollten die Arbeiten für die Küche ihm selbst geleistet werden ꝛc. ꝛc. Aber endlich — das ist die reich= liche Hälfte — es sollte solch ein Familienhaus, in dem wohlver= standen alle Altersklassen vom 7ten bis zum 15ten Jahre vertreten sein sollten, auch pädagogisch, sagen wir deutlicher unterrichtlich ein selbstständiges Ganze sein. 50 Kinder, in dem Alter von 7—15 Jah= ren stehend, sollten in einem Schul= oder Klassenraum unterrichtet werden. Auf diese Weise glaubte man den Waisenkindern die Kennt= nisse beizubringen, die heutzutage ein tüchtiger Handwerker oder Ar= beiter haben muß, wenn er in dem gewaltigen Strom der sich Jahr um Jahr mehr vergeistigenden Gewerbe= und Industrie=Arbeit nicht untergehen soll. Und für eine solche Schulinsolvenz wollte man sich eine Elite der Waisen schaffen, für einen solchen Unterricht war man die Waisen von 7—15 Jahren in ein solches Familienhaus zu inter= niren bestrebt! Diese letztere Idee klingt so unglaublich, daß ich meinen Lesern eine Erklärung darüber schuldig zu sein glaube, wie ihre Verwirklichung verfolgt werden konnte. Einmal, ich habe das schon erwähnt, wurden solche Pläne früher nur in kleinem Kreise discutirt, und zweitens war es der Idealismus des eines Theiles dieses Planes, der die Augen für die andere Hälfte desselben völlig blendete.

Im Ganzen gingen die maaßgebenden Ideen davon aus, „die Fa= milie ist, so weit immer möglich, den armen Waisen zu ersetzen.“ Wir haben ja oben dargelegt, wie die Anschauungen der Menschen oft lange Jahre unter der Herrschaft eines Gedankens, wir möchten fast sagen eines „Wortes“ wie gebunden und gefangen liegen. Wir sagten schon oben, wie seit der neuen Aera unserer officiellen und specifisch christlichen Kirche das Wort Familie zu einem Schiboleth auf dem Gebiet der öffentlichen Erziehung geworden sei. Die Schule brachte es eben nicht fertig oder sollte es nicht fertig bringen. So nahm man seine Zuflucht zur Familie. Und weil man draußen im wirklichen Leben sie auch nicht so fand, wie man sie haben wollte und sie sich — sehr oft — nach der Höhe seiner politischen Wünsche construirt hatte, so meinte man sich solche schaffen zu können.

Ob und inwieweit hier in unserem Fall diese Gedanken (wir möchten sie Wichern'sche Principien nennen) maaßgebend gewesen sind, das zu entscheiden, sind wir nicht in der Lage. Wir wissen nicht, ob und inwieweit man bei der Schöpfung dieser Familien von jenen vorwiegend kirchlichen Hoffnungen sich mit hatte anregen und bestimmen lassen.

Das aber wissen wir, daß man mit einem unbekannten X gerechnet hatte, als man diese „50 Köpfe-Familien" schuf. Durch den bloßen Gedanken, das bloße Wort, ja eben durch die Mode ließ sich eine Familie nicht bilden. Nennen konnte man diese Institute, wie man wollte, thatsächlich blieben es „kleine Waisenhäuser". Offenbar hatte man sich (und das ist unsere Erklärung) durch die Vorstellung bestechen lassen, „auf 50 Kinder muß eben erzieherisch leichter und in ganz anderer Weise einzuwirken sein, als auf 3 und 400". Man hatte sich durch den Werth der Erziehung leiten lassen und darüber den Werth der Schule vergessen. Wir wollen jetzt den Geist der Erziehung in einem solchen Hause schildern. In ihm waltet ein hauselterliches Paar, das mit den Kindern in ihren Interessen ganz zusammenwächst und sich mit ihnen eins fühlt. Diese Eltern stellt man deshalb nicht in ihrer Lehrerqualität allein an, sondern heißt sie auch „Erzieher". Zwei solcher Häuser haben als Aus= und Mithilfe immer noch je einen unverheiratheten Lehrer. Diese Hauseltern leben und weben nun ganz für ihre Kinder. Es nehmen alle Vorgänge im Hause einen möglichst treuen, familiären Typus an und die Kinder erhalten für die ihnen verloren gegangene Heimath und Familie einen Ersatz, so vollständig, als dies in einer öffentlichen Anstalt nur immer möglich ist.

Bei dem Aufstehen der Kinder ist die Hausmutter da, wenn der Vater abgerufen ist. Die Mutter des Hauses kocht den Kindern ihre Speise, an deren Zubereitung am Abend vorher die Kinder im gemeinschaftlichen Wohnsaal, wenn nöthig, mit Theil genommen hatten. Die Mutter ist es, die die Klagen der jüngsten anhört, die ihnen Hilfe leistet, wenn sie am Einhalten der Hausordnung straucheln, die ihre Geburtstage kennt und jedem eine kleine Freude zu bereiten weiß, die ihnen eine Tasse Thee bringt, wenn der Arzt es für nöthig hält, die mit ihnen weint und sich mit ihnen freut. Und die Hauseltern sitzen am Mittagstisch mit und wenn sie eigene Kinder haben, auch diese. Und die Feste der eigenen Familie sind Feste des Hauses. Und die Kinder kennen den Geburtstag des Hausvaters und der Hausmutter und rüsten heimlich für ihre kleine Festfreude.

Und im Frühjahr und Sommer wird der Hausgarten gemeinschaftlich bestellt, und wenn der Winter kommen will, werden die Vorkehrungen gemeinschaftlich bedacht und erwogen, die er heischt, und der Brunnen wird warm umkleidet, die Fenster werden geschützt und für die langen Abende werden Beschäftigungen nützlicher und lehrreicher Art ersonnen und Bücher beschafft, und das Haus lebt und webt in jedem Interesse, das der kleinen Waisencolonie zugehört.

Und so werden die Kinder mit all' ihren Eigenthümlichkeiten, ihren Schwächen und Fehlern wie ihren kleinen Talenten und Begabungen den Hauseltern bekannt. Es entgeht keine leidenschaftliche Erregung, keine böse Neigung dem wachsamen Auge der Eltern. Das Individualisiren in der Erziehung wird Thatsache.

Dieser ganze Kreis der Anschauung hatte offenbar die ganze große Bedeutung der Schule überwuchert. Es liegt bei dem in ganz Deutschland zum Gespött gewordenen Minimum von Kenntnissen, die nach den übel berufenen Preußischen Regulativen die Königlichen Seminare ihren Schülern und damit den Lehrern von 80 % des preußischen Volkes mitgeben sollen, nahe, zu glauben, es wären regulatorische Ideen auch direkt bei der Rummelsburger Schule maaßgebend gewesen. Da wir Thatsachen darüber nicht beizubringen vermögen, zaudern wir, Vermuthungen auszusprechen.

So weit der Plan für die neue Anstalt die Erziehungsfrage berücksichtigte, haben wir im Vorstehenden den Intentionen, die maaßgebend für deren Gestalt waren, einen Ausdruck zu geben versucht und wir überlassen es getrost der dabei unmittelbar betroffenen Kritik, ob dieser Ausdruck ein richtiger ist. Aber weiter können wir nicht. Hier kommen wir zur anderen, wir sagten reichlichen Hälfte, die uns thatsächlich in der Luft schwebt. Ehe noch die Anstalt bezogen war, hörten wir im Publikum da und dort Stimmen, die kopfschüttelnd davon erzählten, im neuen Berliner Waisenhause sollte die

„einclassige Dorfschule," wie man sich ausdrückte, eingeführt werden. Nun ich bin Laie im eigentlichen Lehrfach und beanspruche kein Recht zur Kritik über die eigentliche Technik unseres Unterrichts. Ich habe aber in meiner mehrjährigen Thätigkeit an der Anstalt oft in diese „einclassige Dorfschule“ zu treten gehabt und es gesehen, wie da der Lehrer in dem einen Raum der Classe 4 und 5 Abtheilungen sich hatte bilden müssen und auf den ersten Bänken ABC-Schützen saßen, während auf jeder nächsten andere Lehrstoffe und Lehrmittel gehand= habt wurden. Ja alles Vertrauen in die sittlichende Kraft der Fa= milienerziehung, ja den festen Glauben daran, daß die Schule mit leeren Händen ausgeht in Bezug auf Charakterbildung des Kindes, wenn der Geist der Lüge, des Haders und des vulgärsten Egoismus die Familie zerfressen hat, die dies Kind nach der Schule schickt oder wenn, wie in großen casernenartig eingerichteten Erziehungsanstalten die sittlichende Einwirkung des Erziehers auf das Kind verloren geht: aber trotzdem können wir keine Hoffnung auf die Zukunft eines Ar= beiters setzen, der 7 Jahre, sage sieben Jahre in einer verhältniß= mäßig doch so trefflichen Erziehung gestanden und so wenig gelernt hat, als diese einclassige Schule zu lehren vermag.

Die Erziehung allein thut's eben auch nicht. Der Raub am Recht und an der Bedeutung der Schule, der in der neuen Anstalt begangen ist, der nagt wie ein tödtender Wurm an ihrem Leben. Aber ich greife vor. Ich habe zunächst anzugeben, in wie weit jene Pläne, die für den Bau der Anstalt zwar maaßgebend wur= den, schließlich ihre Realisirung gefunden haben?

Es gehört nicht hierher, darüber zu sprechen, wie es kommen konnte, daß Organisationspläne, die maaßgebend für die baulichen Aus= führungen waren, bei der letzten Vollendung und dem Beziehen der Anstalt wieder in Frage gestellt wurden. Zunächst fiel die mit in den Organisationsplan aufgenommene Errichtung eines Seminars in der neuen Anstalt vor den den Etat endgiltig feststellenden Beschlüssen des Stadtverordneten=Collegiums.

Ferner fiel die administrative Selbstständigkeit der sogenannten Familienhäuser. Es fielen die Koch= und Waschküchen in denselben. Was an administrativen Einrichtungen sich centralisiren ließ, wurde centralisirt. Somit traten die Hauseltern aus einer Reihe beruflicher Thätigkeiten zurück, die sie, namentlich aber die Hausmutter mit den

Arbeiten und dem täglichen Treiben der Kinder zusammengeführt haben würde.

Es fiel aber endlich — und das hob die Grundlage aller in dem officiellen Organisationsplan des Magistrats liegenden Ideen auf — der Plan, die neue Anstalt zu einer Waisenerziehungsanstalt zu machen, und in dieselbe die Elite der Waisen, die eigentlich so recht bildungs- und erziehungsfähigen, also die dauernd der Communalpflege anheimfallenden Kinder aufzunehmen.

Damit fiel aber auch der ganze Erziehungsplan, wie er auf das Leben in den „Familienhäusern" gegründet war, das wir oben zu schildern suchten. Der Plan hatte ein längeres, also womöglich 7jähriges Verweilen der Kinder in einem solchen Hause angenommen und, pädagogisch richtig, auf die Dauer der sittlichenden Einflüsse durch den im Hause waltenden Geist seine Bedeutung begründet.

Dies Alles fiel durch die Beschlüsse des Stadtverordneten-Collegiums, das annahm, es würde die neue Anstalt neben dem alten Hause in Berlin nur ein 2. Waisenhaus und mit ihm eine neue große Last der Armenverwaltung aufgebürdet.

Stehen blieb aber in der neueren Anstalt gerade jene reichliche Hälfte, von der wir oben sagten, sie schwebe in der Luft, die einclassige Schule nämlich.

So ist denn schließlich die neue Anstalt gerade das Gegentheil von dem geworden, was sie werden sollte: Keine Waisenerziehungs-Anstalt, sondern ein Waisenhaus ganz im Spiegel des alten Hauses in der Stadt. Die Kostpflege ist durch die neue Anstalt in keiner Weise alterirt worden. Sie besteht nach wie vor fort. Die sich Pflegekinder aussuchenden Eltern kommen nach wie vor nach der Administration und holen sich die Kinder weg, an denen sie am meisten Gefallen finden. Die Elite der Kinder kommt aber nicht nach der neuen Anstalt, sondern tritt nach und nach in die Kostpflege über.

„Das Rummelsburger Waisenhaus hat die Aufgabe, diejenigen „Berliner Waisenkinder, Knaben und Mädchen, zu verpflegen und sie „zu erziehen, für welche sich in der Kostpflege keine geeignete Unterkunft findet", sagt der officielle Verwaltungsbericht pro 1861. Die Anstalt ist also Angesichts des ursprünglich-maaßgebenden Plans, ein Muster-Waisenhaus zu sein, degradirt und jetzt zu einer Correctur, einer Aushilfs-Anstalt der Kostpflege heruntergedrückt worden.

Der Fehler, der diese Wendung verschuldet, der die angestrebte Reform der Berliner Waisenpflege bisher so hat im Sande verlaufen lassen, war folgender. Man war auf halbem Wege stehen geblieben, man hatte, wie ich oben sagte, die Kostpflege, zwar in praxi bestehen lassen, im Princip aber mit derselben gebrochen, ohne das bestimmt zu erklären, man hatte wie der Strauß den Kopf in den Sand gesteckt, um dem Anblick des Feindes zu entgehen. Die neue Anstalt beruhte doch auf dem Princip der Anstalts=Pflege. Man hatte doch weit über ¼ Million Thaler an eine neue Stätte für die Hauspflege gewendet. Es lag in der Errichtung derselben doch ein mächtiges Zeichen für den Werth, den man der Hauspflege zuerkannte. Es bedingte die Annahme des einen Princips doch ganz nothwendig die Verwerfung des anderen. Aber da war man auf halbem Wege stehen geblieben. Man hatte transigiren, man hatte vermitteln wollen. Man hatte vielleicht gedacht, wenn nur erst die neue Anstalt da ist, dann wird die Kostpflege schon untergraben und von selbst fallen. Man hatte den alten Feind der Kostpflege nicht mit offenem Visir und im Kampf auf freiem Felde empfangen, sondern suchte ihn glatt zu umgehen, hinter ihm und in seinem Rücken Terrain zu gewinnen und ihm so auf Umwegen den Lebensfaden abzuschneiden. Die Erfolge haben die Werth=, d. h. die Resultatlosigkeit des ganzen Kampfes in das grellste Licht gestellt. Der alte Feind, die Kostpflege, ist durch die Lücke im offenen Bekenntniß des Princips, dem man einen entschiedenen und unzweideutigen Ausdruck zu geben sich gescheut hatte, so mit Sack und Pack hindurchgegangen und hat die neue Anstalt so vollständig trocken gelegt, daß eher als dieser Fehler erkannt, resp. corrigirt sein wird, an eine Erfüllung der großen Hoffnung gar nicht zu denken ist, die man vor nun mehr als zehn Jahren weit über die Kreise der Hauptstadt hinaus an der mit so großartigen Mitteln in's Leben zu rufenden Schöpfung nahm.

Ehe man an's Werk der großen neuen Sache ging, mußte man mit dem alten Streit reine Bahn machen. Erst mußte man im offenen Bekenntniß reinen Tisch haben und sagen: „wir stehen zum Princip der Hauspflege" und sind Gegner der Kostpflege. Daß man das nicht gethan, daß man, man gestatte uns den Ausdruck, wie die Katze um den heißen Brei herum ging und ohne die Frage um die Kostpflege vollständig zu bereinigen und sich nur erst einmal über das

Princip mit dessen alten Anhängern in's Klare zu setzen, das Neue organisirte, das war der Fehler. Wohl hoffte man so auch den alten Feind tödtlich zu treffen, allein die Rechnung trog. Nicht die eigene Principlosigkeit — denn man wußte gewiß, was man wollte — wohl aber die Scheu, sich offen zu ihm zu bekennen, die unselige Art, auf Umwegen und durch Verschweigen dessen, was man eigentlich wollte, zu operiren: die grub dem Werk die Grube. Die Anstaltspflege ward getroffen, während man die Kostpflege treffen wollte.

Als nämlich dem Stadtverordneten-Collegium zu den letzteu Bewilligungen für die große und theuere neue Anstalt die Vorlagen zugingen und es offenbar wurde, daß draußen in Rummelsburg die Elite der Waisen verpflegt werden sollte, sah man wohl ein, daß man sich die Kostpflege gänzlich ruinire. Die Pflege-Eltern kommen eben deßhalb nach der Administration, holen sich deßhalb Kinder, weil sie da eben jene Elite finden, auf deren Erziehung die Existenz der neuen Anstalt gegründet war. Gerade auf diese Elite der Kinder, die die Kostpflege erhalten und um deretwillen eben Nachfrage von Seiten der Eltern ist, die Kinder suchen, war aber die Existenz der neuen Anstalt begründet. Natürlich, daß nur Einer Sieger bleiben konnte. Bei der Größe der Anstalt einer- und dem Umfang der Kostpflege andererseits war an eine Theilung des Kampfobjekts nicht zu denken. Entweder mußte die Kostpflege fallen, wenn es der Verwaltung gelang, die 700—800 der wirklichen Waisen und die besten der Kinder, d. h. eben die erziehungsfähigsten, in die neue Anstalt einzuweisen oder es mußte der ganze Plan, eine Waisenerziehungs-Anstalt zu gründen, fallen, wenn die Kostpflege nicht den Wahlplatz räumte. Warum Letzteres nicht geschehen, wir glauben eben deutlich und bündig genug auf die Halbheit, ja Heimlichkeit der Kampfweise hingedeutet zu haben.

Nahm man aus der Kostpflege jene Elite von Kindern heraus, so konnte man sich leicht berechnen, daß um der älteren, der vielleicht bald zurückgeforderten (vide Nota 4) Kinder willen sich das Publikum nicht nach der Administration bemühen würde. Man sagte sich sehr richtig, es bleiben uns also alle unsere Waisen auf dem Halse und da uns ein Kind in der Pflege i. D. 36 Thlr., ein Kind im alten Hause aber i. D. 90 Thlr. kostet, bisher aber $^3/_4$ aller Kinder in der Kostpflege und nur $^1/_4$ in der Anstaltspflege waren, so haben wir, wenn die neue Anstalt nach den (oben von uns geschilderten ursprünglichen und officiellen) Plänen des Magistrats organisirt wird, für ³/₄ Theile sämmtlicher Waisen das mehr aufzubringen, was die Hauspflege mehr kostet als die Anstaltspflege. Nehmen wir an, daß 1600 Kinder zu verpflegen gewesen wären. 400 kosten, als in Hauspflege stehend, 36,000 Thlr., 1200 als in Kostpflege stehend, 43,200 Thlr. Diese 1600 Kinder würden aber nun kosten 144,000 Thlr., also bald das Doppelte des bisherigen Budgets, das die Waisenverwaltung erforderte.

Vor dieser Berechnung fielen alle schönen Pläne und Hoffnungen der bis zur baulichen Vollendung der Anstalt maaßgebend gewesenen Ideen. Daß die Stadtverordneten so rechneten und, da man ihnen eine wesentliche Veränderung in der Gestalt der Kostpflege nicht in Aussicht gestellt hatte, sich von diesem financiellen Calcül bestimmen ließen, kann Niemand befremden.

Und so stehen wir vor unserer 3. und letzten Aufgabe, anzugeben, was geschehen muß, wenn die neue Anstalt solvent werden soll nach der Forderung: „kostest du mehr, dann leiste auch mehr.‟

Die Forderungen geben sich nach dem bisher Gesagten von selbst. Das Erste ist: Feststellung des Princips. —

Der Director der neuen Anstalt sagt sehr trefflich: „Aber wie „den Waisenkindern eine Familienerziehung überhaupt verschaffen? „Wie viel Familien giebt es denn, in welchen wirklich erzogen wird, „wie viele erst in den Kreisen, in welchen die Kinder Aufnahme fin= „den? (In der Berliner Kostpflege befanden sich nach demselben officiellen Bericht 34 % Kinder bei Handwerksgesellen, 22 % bei Arbeitsleuten, in der auswärtigen Kostpflege 49,₆ % bei Hand= werkern. D. Verf.) In den überwiegend meisten Familien werden „die Kinder nicht nach einem bewußten Princip, nicht einmal mit „Ueberlegung nach ihrer Individualität, sondern so behandelt, wie es „gerade das Naturell des Hausvaters, der Hausmutter mit sich bringt „und es ist zufällig, was aus einem Kinde wird.‟ Ja „es ist zu= fällig, was aus einem Kinde wird.‟ „Und weil wir, so hätte der Magistrat seine Reorganisation einleiten und begründen sollen, nicht mehr wollen, daß die Erziehung unserer Waisen dem Zufall an= heimgegeben ist, deshalb wollen wir die Erziehung selbst in die Hand nehmen und sie statt zu einer Sache des Zufalls zu machen, nach einem pädagogisch richtigen Plan leiten.‟ (vide **Nota 4.**) Das wäre ein reiner, klarer Boden gewesen. Jedermann hätte gewußt, wohinaus man eigentlich will, Jedermann hätte sich auch die financiellen Folgen dieses Princips gleich im Vorherein klar machen können. Also zuerst und vor Allem ist klar auszusprechen, wie man zu der Kostpflege steht? erst wenn das geschehen, ist es möglich, an eine Reorganisation der Hauspflege zu gehen. Es ist natürlich der Kostenpunkt ein wohl zu erwägender, aber mit den traurigen Resultaten der bisherigen Waisen-Erziehung in der Hand ist er zu überwinden. Berechnet Euch, Ihr Väter der Stadt, welche Summen die Waisenkinder kosten, die nach wenig Jahren auf die Anklagebank, oder in Kranken- und Siechen-häuser kommen, berechnet die Kosten, die die der Prostitution ver-fallenden Waisenmädchen bei ihren Heilungen in der Königl. Charitée kosten, berechnet die Ausgaben an Almosen, die Ihr an frühere Waisenkinder zahlen müßt, vergeßt auch nicht das Capital von Ar-beitskraft zu berechnen, was mit dieser ganzen Sittenlosigkeit zu Grunde geht, und vergeßt endlich nicht, in welchen Progressionen sittliches Elend ansteckt und zerfrißt: und Ihr werdet den Muth finden, von der Stadt d. i. von ihren Vertretern, dem Stadtverordneten-Collegium die Mittel zu verlangen, die nöthig sind, um die Waisenerziehung nicht mehr dem Zufall zu überlassen. Wir wissen recht wohl, Ihr habt wenig Muth, Ihr sagt, wo sollen wir die Hoffnung her-nehmen für den Erfolg der Hauspflege, wenn man uns sagen muß, wie unzuverlässig alle Versuche der Hauspflege bisher waren, wie selbst die prämiirten Kinder, die für die Besten gehaltenen, umschlugen und dem Verbrechen wie der Prostitution in die Arme fielen!

Nun Ihr findet neuen Muth in dem Berichte Eures Directors der neuen Anstalt. Lest den nur wieder und wieder durch und studirt namentlich am Ort selbst die Vorzüge der Erziehung, die die neue Anstalt bietet und Euere Hoffnung wird Nahrung finden.

Und was ist diese neue Anstalt, von der schon so manches wirklich Gute gesagt werden kann, jetzt? Ein Correctionshaus für Kinder, die in der Kostpflege nicht zurecht gebracht werden konnten! (Nota 3.) Und was ist Euere Schule dort jetzt? Nun die kümmerlichste Ele-mentarschule, eben ausreichend, dem dürftigen Erziehungsziele, das mit dem jetzigen Charakter der Anstalt gegeben ist, zu genügen! Haben ja doch die Mädchen dort die letzten 1—1½ Jahre ihres Aufenthalts nicht eine Stunde Unterricht mehr und ist mir's nicht einmal, nein öfter vorgekommen, daß solche Mädchen nicht die Zeit an der Uhr zu lesen oder im Kalender sich zu orientiren vermochten! Sagt es doch Euer Director selbst (pag. 8 jenes o. g. Berichts: „wohl aber läßt sich behaupten, daß die aus der ersten Klasse des früheren Waisenhauses hierher übersiedelten Knaben in ihren Kenntnissen weiter waren und sie waren zum Theil von denselben Lehrern unterrichtet." Also eine neue Anstalt mit diesen Kosten errichtet und in ihr schlechteren Schulunterricht als in dem alten, so viel berufenen Hause!! Und trotz alledem der erfreuende, erwärmende, Hoffnung erweckende Zug, mit dem die Erziehungskraft der neuen Anstalt in jenem Bericht besprochen ist.

Und die Kosten werden sich vermindern, wenn Ihr nur erst klar im Princip seid und auf ein bestimmtes Ziel losgeht. Die Rummelsburger Anstalt pflegt jetzt höchstens 450 Kinder. Unter demselben Director, demselben Hausvater, demselben Arzt, demselben Turn- und Gesanglehrer, bei demselben Bureau-Aufwand, bei derselben Ausdehnung der Oeconomie, denselben Bade- und Schwimm-Einrichtungen, demselben Bestand der Lazareth-Einrichtung, demselben Personal in Koch- und Waschküche ꝛc. werden aber 900 Kinder auch verpflegt. — Jetzt entfallen die Generalkosten auf Wenige. Baut die Anstalt vor Allem nach dem ursprünglichen Plan aus, erzieht dort wirklich alle Euere Waisen und überlaßt deren sittliche und intellectuelle Ausbildung nicht mehr dem Zufall, richtet vor Allem eine tüchtige Mittelschule mit 6—8 Klassen dort ein und fügt zu dem oben geschilderten trefflichen Charakter der Erziehung im Hause auch noch eine Bildung und einen Unterricht, wie ihn der Arbeiterstand zu seinem Fortkommen so nothwendig braucht! Tragt Sorge, daß Euer Director von dem so wichtigen Theil der Erziehung, der Schule in Euerer Anstalt, nicht mehr zu schreiben braucht: „Als Schattenseiten der Schulein„richtung treten hervor, 1) daß die intellectuelle Ausbildung der Kinder „im Vergleich zu einem Schulsystem mit aufsteigenden Klassen zurück„bleibt ꝛc., 2) daß zu sehr nivellirt wird ꝛc., 3. daß es fast unmöglich „wird, der Bildung der Individuen einen rechten Abschluß zu geben." Baut dann vor Allem einen Turnsaal (Nota 5.), damit den Kindern Intelligenz und Oekonomie im Gebrauch ihrer Kräfte gelehrt werde, damit das so wichtige Capital, das der Arbeiter in seiner physischen Kraft hat, rechtzeitig flüssig gemacht, verdoppelt und ver-

dreifach werde, führt die Arbeit in die Anstalt als Mittel der Erziehung ein und überweist 400 Kinder im Alter von 10—15 Jahren
am Nachmittage der Verwaltung für das Betreiben der Spatencultur
sowohl als für die Arbeit in den Werkstätten und es wäre nicht gut,
wenn Ihr nicht ein Kind mit 60 Thlrn. p. a. solltet erhalten können,
während es jetzt das Doppelte kostet. Und wenn es nicht 50 pCt.
wären, die erspart werden könnten, 30 pCt. sicher. Alle hoch-
bewährte preußische Verwaltungs-Beamte schlagen die Hände zusammen, wenn man ihnen sagt, daß für ein Kind in der Anstalt jetzt
die Summe von 120 Thlrn. p. a. ausgegeben werde. Aber wir haben
ein viel zu gutes Zutrauen in die Hochherzigkeit der Stadtverordneten
Berlins, als daß wir glauben könnten, sie würden die ungeheure Bedeutung einer wirklichen, jede nur mögliche Garantie auf Erfolg dar-
bietenden sittlichen und intellectuellen Erziehung der ihnen anvertrauten
Kinder zuerst nach dem Kostenpunkte abwägen. Verlangt nur auf
Grund klarer Principien und wirklich humaner, d. h. die Entwickelung
der menschlichen Anlagen fördernder pädagogischer Einrichtungen, also
einer guten Schule, die Mittel für die Erziehung Eurer Waisen und
man wird sie Euch nicht vorenthalten, nein man wird sie Euch mit
vollen Händen geben müssen, weil das Recht einer tüchtigen Bildung
auch den Kindern der arbeitenden Klassen heute nicht mehr vorenthalten werden kann.

Noten.

Note 1.
(Cfr. pag. 28 u. 59.)

Mit ganz besonderer Freude sehe ich mich in die Lage versetzt, mitzutheilen, wie mein Ruf nach einer guten Schulbildung für die Waisen nicht der Ruf eines Predigers in der Wüste ist. Die alte deutsche Stadt Braunschweig hat den großen Ruhm, im eigenen communalen Waisenhause*) eine gute, vollständig organisirte Schule zu besitzen. Einer der ersten Bürger der Stadt schreibt mir: „Unsere Waisenhausschule ist als Elementarschule eine der besten der Stadt und „wird gleichmäßig von sämmtlichen Waisenkindern und Kindern der besten „Klasse der hiesigen Einwohner frequentirt. Sie gilt für die beste Ele- „mentarschule und erfreut sich eines sehr guten Rufes. Es wird somit erreicht, „daß die Waisen den besten Unterricht, gemeinsam mit den Kindern der besten „Stände, genießen und daß so eine Gemeinsamkeit in der Behandlung der Kin- „der entsteht, die nur segensreiche Folgen haben kann."

Das ist ein herrlich' Denkmal, das sich communale Fürsorge auf dem Ge- biete der Waisenpflege setzte.

Gleichzeitig können wir mit großer Freude von der Idee berichten, die die Leipziger Commune bezüglich des Schulunterrichts ihrer Waisen zwar noch nicht realisirt hat, für deren Verwirklichung aber die hervorragendsten Kräfte der dortigen städtischen Verwaltung thätig sind.

Auch in Leipzig waren die Waisen mit Kranken, Siechen und Correctio- nären in eine Anstalt „eingesperrt", denn ein freier, weiter, sonniger Raum war mit dem Hause nicht verbunden; der durchschnittliche Waisenbestand beträgt auch dort ca. 200 Kinder. Für sie haben die Behörden vor der inneren Stadt ein großes, der Luft und Sonne zugängliches Gebäude mit ausgiebigem Areal gegrün- det. In dieser neuen Anstalt soll zwar nach dieser Idee keine eigene Schule

---

*) Es hat dasselbe im Durchschnitt einen Präsenzstand von 200 Kindern.

gegründet werden, wohl aber soll auch jene heilsame Gemeinsamkeit im Unterrichte der Waisen mit den Kindern anderer Klassen der Bevölkerung dadurch herbeigeführt werden, daß die Waisen den Schulunterricht in den bestehenden öffentlichen Schulanstalten erhalten.

Ich kann nicht umhin, dieser letzteren Idee noch den Vorzug vor dem in Braunschweig bestehenden Modus aus folgenden Gründen zu geben.

Erstens ist die ganze Waisenhausverwaltung einfacher und wohlfeiler. Ich spreche eben nicht von der oben unter II, C. geschilderten „großen Waisenerziehungs-Musteranstalt", sondern von der zweiten Form der Hauspflege, die der eigenen Schule entrathen und die in einem, wenn nur eben zweckmäßig erbauten und gesundheitsgemäß eingerichteten Gebäude geübt werden kann. Gartenarbeit, Obstbaumzucht und häusliche Arbeit stehen aber da als unabweisliche Factoren der Lebensordnung und als wichtige Glieder in der erziehlichen Thätigkeit, die das Haus üben soll, so obenan, daß die Berufung von in allerlei Handwerk und technischer Geschicklichkeit bewanderten Aufsehern nicht zu umgehen sein wird. Ist die Schule im Hause, dann kann davon keine Rede sein, dann treten die Lehrer in deren Stelle. Ist die Schule außer dem Hause, dann liegt nichts im Wege, durch Anstellung solcher im Handwerken geübter Männer die Arbeit in ihr volles Recht im Hause einzusetzen.

Wohlfeiler halten wir aber die Einrichtung, weil eine Commune deßhalb nicht neue Schulen bauen und neue Lehrer wird besolden müssen, weil 200 Kinder in verschiedenen Schulen und verschiedenen Klassen zu vertheilen sind.

Aber mag auch das Alles in Frage stehen, es ist Eines, was die mehrerwähnte Idee auszeichnet, und das ist die mit ihr gegebene Möglichkeit, der individuellen Begabung, der in jedem Einzelfalle gegebenen geistigen Capacität, dem Bildungsgrade wie dem früheren Schulunterrichte der Waisen gerecht werden zu können. Ist die Schule in der Anstalt, so ist es kaum thunlich, einzelne Kinder auszuschulen und sie nach anderen Schulen gehen zu lassen. Ziehen aber funfzig Kinder aus der Anstalt nach der, funfzig andere nach jener Schule, so liegt keine Schwierigkeit vor, eins oder zwei oder drei oder auch zehn Kinder, wenn sie sich finden, nach einer sogen. Mittelschule oder höheren Bürgerschule zu schicken oder einem Kinde einen besonderen Unterricht im Zeichnen, einem andern einen solchen in der Musik zu gewähren. Ich müßte auf oben entwickelte Principien zurückkommen, wenn ich von Neuem beweisen wollte, daß mit der möglichst allseitigen, den individuellen Anlagen der Kinder möglichst entsprechenden Entwicklung derselben jede Gemeinde ebenso dem Gebote der Humanität als dem Rechte der Gemeindeglieder auf eine wirkliche Sparsamkeit der Communalverwaltung die meiste Rechnung trägt.

Mag die Entscheidung über die innere Organisation der Leipziger neuen Anstalt aber auch so oder so ausfallen, wir glauben nicht, daß sie hinter dem leuchtenden Vorbilde der Schwesterstadt Braunschweig zurückbleiben wird.

Note 2.

(Cfr. pag. 43.)

In Wien wird auch neu organisirt auf dem Gebiete der Waisenpflege. Nach den uns vorliegenden Protokollen des dortigen Gemeinderaths war derselbe, fast ohne Widerspruch zu finden, zu dem Beschluß gelangt, die städtischen Waisen nicht mehr an die k. k. Waisenhauspflege abzugeben, in der sie den Händen geistlicher Ordensgesellschaften anvertraut waren*), sondern die communale Waisenpflege in die eigene Hand zu nehmen und für deren Erziehung selbst zu sorgen.

Die Ansichten über die Frage, ob eine oder zwei größere Anstalten vor den Thoren Wiens errichtet werden sollten, oder ob kleinere Waisenhäuser im Innern der Stadt zu erbauen wären, haben zu einem principiellen Abschluß noch nicht geführt, wohl aber wurde der probeweise Bau zweier kleiner nach den Geschlechtern getrennter Waisenhäuser in der Stadt ohne Schule beschlossen und — ist heute bereits ausgeführt. Es sind diese Etablissements Colonieen benannt, sie liegen beide in der Stadt und nicht beisammen, sollen je vierzig, höchstens fünfzig je eines Geschlechtes aufnehmen, die Kinder sollen Schule und Kirche außerhalb des Hauses besuchen.

In den einleitenden Worten zu der „Instruction für den Hausvater des Communal-Waisenhauses für Mädchen" (das ist der officielle Name der Colonieen) heißt es: „Das Waisenhaus soll eine wohlgeordnete Familie bilden, wo die Waisen nicht nur ihre leibliche Verpflegung erhalten, sondern auch religiös und sittlich erzogen werden ꝛc. ꝛc." Es ist aus den Protokollen nicht ersichtlich, weß Geistes Kind der Hausvater sein, welchem Stande, welchem Berufe er angehören soll? § 8 seiner Instruction lautet: „Eine seiner wichtigsten Aufgaben ist der Wiederholungsunterricht in der Anstalt selbst; er hat täglich die Kinder über das zu Lernende abzuhören und ihre ausgearbeiteten Aufgaben durchzusehen." — Ist derselbe ein Schulmann?

Wir können nicht umhin, öffentlich unser Bedauern darüber auszusprechen, daß die große Wiener Commune, die für ca. 1300 Waisen zu sorgen hat, mit kleinen Maaßregeln beginnt.

Freilich beklagt nach einem unter dem 1. October 1861 verificirten Protokoll Gemeinderath Dr. Mayerhofer: „Seit dem Bestande des Concordats ruht ein guter Theil des Unterrichts in den Händen geistlicher Corporationen, welche dem Einflusse des Staates gänzlich entzogen sind", und wir wollen deshalb dieses unser Bedauern mit aller Reserve aussprechen, da wir die Schwierigkeiten nicht zu übersehen vermögen, die die Kirche der Commune bereitet haben würde, wenn sie in einer „großen Waisenerziehungsmusteranstalt" eine tüchtige Schule mit Klassensystem hätte errichten wollen. Zu bedauern bleibt es aber von unse-

---

*) Es war durch amtliche Erhebungen seitens des Gemeinderathes constatirt worden, daß in dem Mädchenwaisenhause zu Judenau (Bezirksamt Tulln) die Hausordnung den Kindern nicht erlaubt hatte, ihre Angehörigen allein und unter vier Augen zu sprechen.

rem Standpunkte aus immer, daß jenes allen Anforderungen an eine Waisen=
pflege genügende System keinen Boden in der Kaiserstadt fand.

Der gedeihlichen Entwicklung der dort betretenen Reformen gehören natür=
lich unsere wärmsten Sympathien.

<hr>

Note 3.
(Cfr. pag. 77.)

Ich kann hier einen Punkt der Waisenpflege einer öffentlichen Besprechung
nicht entziehen, der die erfolgreiche Erziehung von armen, von ihren Eltern no=
torisch verwahrlosten Kindern geradezu unmöglich macht. Ich beziehe mich zu=
nächst nur auf preußische Zustände. In Preußen ist es nämlich nach den gesetz=
lichen Bestimmungen nicht gestattet, der elterlichen Gewalt ein Kind vorzuent=
halten, und wenn es noch so oft constatirt ist, daß die betr. Eltern das Kind
heimlich verließen oder auf den Bettel schickten oder ihm den Schulbesuch vor=
enthielten oder im Trunke und ehelichem Unfrieden lebten oder das Kind im
Kupplereigewerbe verwendeten 2c. 2c. Sind die den etwaigen Contraventionen
gesetzlich folgenden Strafen 2c. „abgemacht", so hat kein Mensch die Gewalt, sol=
chen Eltern ihre Kinder vorzuenthalten. Das ist in der That ganz schrecklich,
und wenn die maaßgebenden legislatorischen Gewalten den Jammer nur einmal
mit erlebt hätten, den wir im neuen Waisenhause zu Rummelsburg gar nicht
selten mit auskosten mußten, wenn ein nur mit Schrecken und Weinen an die
Rückkehr zu dem in Schlafstelle liegenden Vater 2c. denkendes Kind aus der
Anstalt wieder weggeholt wurde, ich bin fest überzeugt, das einer Correctur dieses
traurigen Modus im Wege stehende gesetzliche Hinderniß wäre bald beseitigt.

Ich entsinne mich eines Mädchens, das drei Mal aus der Anstalt zu der
in Noth und Elend lebenden Mutter zurückgebracht wurde und drei Mal nach
ihrer immer bald wieder erfolgenden Aufnahme in die Anstalt die Krätze mit=
brachte. Aber vom leiblichen Elend 2c. zu schweigen, brauche ich ja nur daran
zu erinnern, was es heißt, ein Kind, das von seinen Eltern bereits in solchem
Grade verwahrlost ist, ihnen wieder zuzuführen. Hier thut Hilfe durch das Ge=
setz dringend noth.

Die Berliner Waisenverwaltung hat außerdem, wahrscheinlich aus dem
Grunde der oben erwähnten gesetzlichen Verhältnisse, die Praxis, Eltern, deren
Kinder nach dem Waisenhause gebracht werden, weil dieselben vorübergehend
obdachlos wurden oder sich heimlich entfernten und die Kinder zurückließen, diese
sofort wieder zuzuführen, sobald die Polizei den neuen Aufenthaltsort der Eltern
erfahren und sie in irgend einer Arbeitsstellung getroffen hat. Es resultirt hier=
aus der hierorts allbekannte Kampf zwischen der Waisenverwaltung und den
„ausrückenden" Eltern, wie der Berliner terminus technicus für diese heimliche
Entweichung lautet. Es findet ein fortwährendes Versteckspielen statt und so
entledigen sich die Väter oft auf Monate, ja Jahre ihrer Kinder. Aber mit

einer, einer besseren Sache würdigen Beharrlichkeit werden die Kinder immer von Neuem dem Vater zugeführt. Unsere Hoffnung trügt wohl nicht, daß diese ganz fürchterliche Praxis (die aber mit dem Zustande der bestehenden Gesetzgebung wohl so innig verbunden ist, daß ihre Abstellung ganz unmöglich) dann einer anderen Platz machen werde, wenn der bezüglich des Elternrechts z. B. in Schweden geltenden Anschauung durch eine gesetzliche Regelung der Eingang auch bei uns gebahnt sein wird.

Nach dem königl. Schwedischen Armengesetze vom 13. Juli 1853 § 6 heißt es: „Wenn Eltern ihre Kinder verwahrlosen, dann soll die Armenverwaltung genau untersuchen, ob dies vom Unvermögen derselben, die Kinder zu erziehen, herrührt, und in solchem Falle die nach den Umständen erforderlichen Maaßregeln nehmen." Daraus hat der Usus die volle Freiheit in der Disposition über verwahrloste Kinder genommen, und es fällt in Schweden keiner Armenverwaltung ein, ein Kind dem es zurückverlangenden Vater zu übergeben, wenn sie fürchtet, durch dessen Hand sich einen Verbrecher, eine Prostituirte, kurz ein für das Gemeindeleben schädliches Glied erzogen zu sehen.

Dies ewige Zurückliefern hat aber schließlich für die erziehliche Thätigkeit der an der neuen Berliner Anstalt angestellten Lehrkräfte eine nahezu lähmende und alle Arbeitsfreudigkeit untergrabende Seite, da dies ewige Gehen und Kommen in den einzelnen Häusern jede Consequenz in der Erziehung aufhebt. Es kommt vor, daß in einem Jahre mehr als die Hälfte der Kinder eines Hauses wechselt und daß von den funfzig Kindern, die am 31. September den Bestand eines Hauses bildeten, ein Jahr später vielleicht nur noch zwanzig in diesem Hause sich vorfanden. Ich bitte an das von dem ursprünglich beabsichtigten Leben in solch' einem Hause meinen Lesern oben gezeichnete Bild zu denken und frage, ob angesichts solcher Zustände auf das Gedeihen der Erziehung noch zu hoffen und auf eine Frische und Freudigkeit der Lehrerkraft noch zu rechnen ist?!

Note 4.
(Cfr. pag. 75.)

Im Vordergrunde der sich nach einem solchen Entschlusse aufdrängenden Erwägungen steht die Frage, was soll, wenn die neue Anstalt eine Erziehungs-Anstalt für die wirklichen Waisen wird, dann mit dem mobilen, einer wirklichen Erziehung unfähigen, dem nur auf kürzere Zeit in die Waisenpflege eintretenden Contingente angefangen werden?

Diese Frage ist es, deren Lösung bisher noch Niemand versucht hat. Sie ist's, deren anscheinende Schwierigkeit die Kostpflege noch nicht mit offenem Visir angreifen ließ. Ich kann an die große Schwierigkeit der Sache, wenn man sich nur über das Princip erst geeinigt, nicht recht glauben.

Die Sache würde sich also schließlich geradezu umkehren. Während jetzt die Elite der Waisen in die Kost wandert und Rummelsburg das Correctivmittel für die in der Kostpflege nicht einschlagenden Kinder ist, so würde dann die Elite der Waisen, d. s. circa 700—800 Kinder, nach Rummelsburg wandern und für die andere Hälfte wäre anderweitig zu sorgen.

Zuerst müßte der Taubenschlag in Berlin, das Depot, etwas vergrößert werden, und unter einer möglichst zweckmäßigen Form der Arbeit müßten die nur auf zwei bis drei Monate in die Waisenpflege eintretenden Kinder dort beschäftigt und verpflegt werden. Ließe sich das Depot nicht erweitern, nun dann müßte anderswo solch' ein Taubenschlag errichtet werden.

Von der eben nur kommenden und gehenden Waisenbevölkerung müßte sich die Verwaltung auf solch' einem Wege zu befreien und von allem und jedem Versuche, diesen Kindern weitere Wohlthaten durch Erziehung ꝛc. erzeugen zu wollen, gänzlich absehen. Es bliebe nun noch jenes große Contingent von Kindern, namentlich schon älteren, die vielleicht ein, zwei Jahre in Waisenpflege eintreten und dann ihren Angehörigen zurückgegeben werden oder dann das Alter zum Eintritt in einen Dienst haben. Hier handelt es sich wieder um keine wirkliche Erziehung, sondern nur um die noch eben mögliche Anlernung von Reinlichkeit, Ordnung, Fleiß, und wo auch das nicht möglich, um die äußere Disciplin, um genügende Kost, reine Wäsche, gesunde Wohnung. Für solche Fälle ist, — das kann nicht ohne Mühe sein, — eine Reihe Familien auf dem Lande zu suchen, von denen man eben nur das fordert, denen man einen bis zwei Thaler pro Monat mehr bewilligt mit dem directen Auftrage, so und so weit sich noch einer Correctur dieser Kinder zu unterziehen. Es wird diese meist nur eine äußerliche, ja selbst eine noch ohne dies Resultat bleiben. Immer aber besser, diese traurigen Ausgaben werden in solche Hände gezahlt, als daß die neue Anstalt mit ihrer weitreichenden Erziehungskraft zu solchem Kärnerdienst verurtheilt wird. Ich berufe mich auf das Zeugniß des Directors der neuen Anstalt, daß in der großen Mehrzahl aller dieser Fälle von wirklichen Folgen der Erziehung schlechterdings nicht die Rede ist. Und mag die Lösung der hier besprochenen Aufgabe auch in der That schwierig sein, Niemand wird zweifeln, daß bei dem ernsten Willen sich die Lösung finden läßt.

Note 5.
(Cfr. pag. 78.)

Während die obigen Blätter bereits dem Drucke übergeben waren, brachten die hiesigen Zeitungen die erfreuliche Kunde von der Bewilligung einer Summe von 6500 Thlrn. für den Bau eines Turnsaales im neuen Waisenhause. Wir freuen uns, die Nachricht diesen Blättern noch mitgeben zu können.

Note 6.

(Cfr. pag. 66.)

Um nur ein Beispiel der Mannigfaltigkeit der Aufgaben zu geben, theile ich hier den Umfang der Armenpflege vom deutschen Theile des Kantons Bern mit, resp. so weit sich die Verarmung auf die Kinderwelt bezieht. Dort wurden bei einer Einwohnerzahl von 360,000 im Jahre 1860 7997 Kinder durch die Armenverwaltung unterstützt, zum größten Theile ganz von derselben unterhalten. Es waren von diesen 7997 Kindern

2969 oder 37 pCt. verkostgeldet*)
3500   „   44   „   auf den Höfen**),
217   „   3   „   in Anstalten,
32 . . . . im Armenhause,
1279   „   16   „   bei den Eltern und zwar waren von
1040 dieser Kinder die Eltern todt,
194   „   „   „   „   im Gefängniß,
2193   „   „   „   „   unbekannt,
568   „   „   „   „   notharm,
3464   „   „   „   „   arbeitsunfähig,
144   „   „   „   „   mit Kindern überladen und
390   „   „   „   „   schlecht.

Der Kanton zahlte für die Unterstützung der Kinder 279,895 Francs und außerdem 12,855 Francs an die Anstalten, die Kinder pflegten.

Welche Fülle der Aufgaben! Welche Sonderheit der Verhältnisse! Welche Aufforderung, bei solchem Armuthsumfange die Axt an die Wurzel zu legen!

---

*) D. i. der Ausdruck für das Unterbringen der Kinder vor ihrer Schulpflichtigkeit.

**) D. i. der Ausdruck für das Vertheiltwerden der Kinder an die einzelnen Bauergüter auf dem Lande, um da erzogen zu werden.